INDICE DEI CONTENUTI

INDICE DEI CONTENUTI

LOBI E LOBI DEL CERVELLO
(VISTA LATERALE)

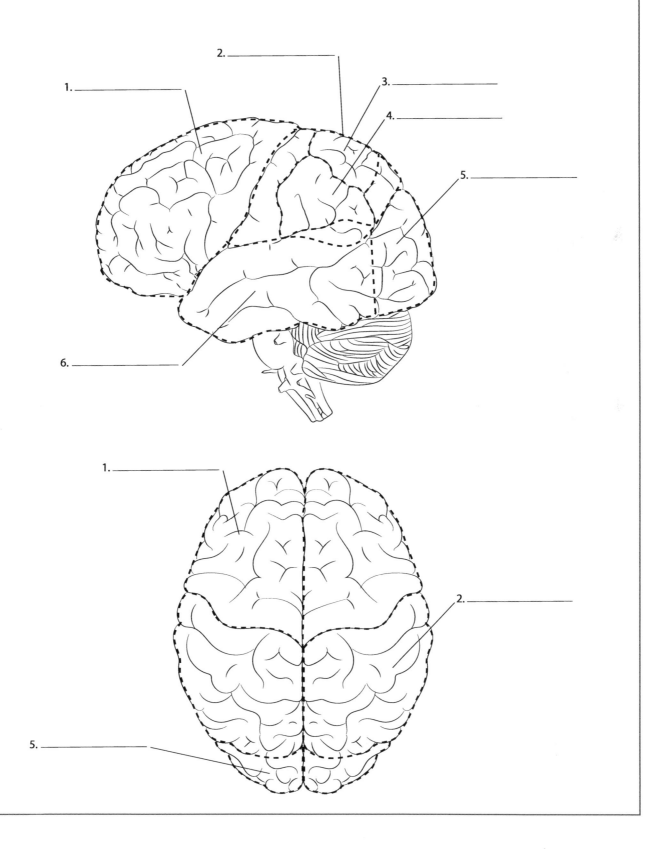

LOBI E LOBI DEL CERVELLO
(VISTA LATERALE)

1. Lobo frontale
2. Lobo parietale
3. Lobo parietale superiore
4. Lobo parietale inferiore
5. Lobo occipitale
6. Lobo temporale

GYRI E SULCI DEL CERVELLO UMANO (VISTA LATERALE)

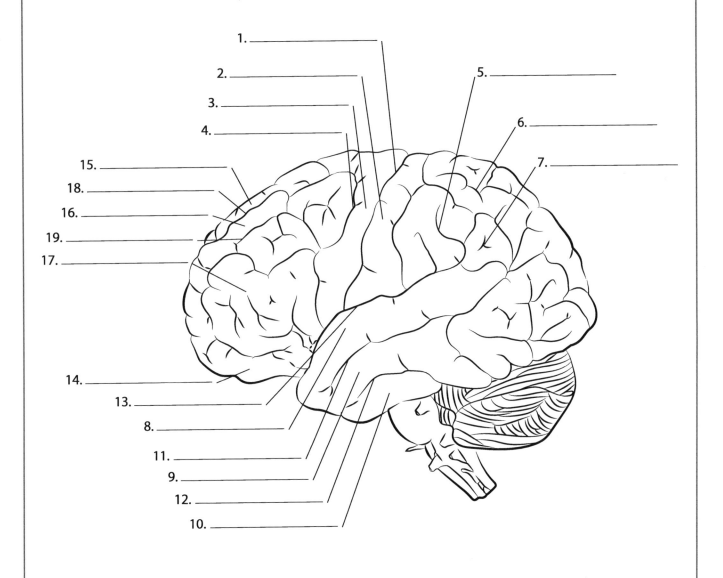

1. _____

2. _____

3. _____

4. _____

5. _____

6. _____

7. _____

15. _____

18. _____

16. _____

19. _____

17. _____

14. _____

13. _____

8. _____

11. _____

9. _____

12. _____

10. _____

GYRI E SULCI DEL CERVELLO UMANO (VISTA LATERALE)

1. Solco centrale (Rolando)
2. Giro Postcentrale
3. Giro centrale
4. Scanalatura centrale
5. Il giro sopramarginale
6. Solco intraraparietale
7. Giro angolare
8. Giro temporale superiore
9. Giro temporale medio
10. Giro temporale inferiore
11. Solco temporale superiore
12. Solco temporale medio
13. Solco laterale (silvestre)
14. Giro orbitale
15. Giro frontale superiore
16. Giro frontale centrale
17. Giro frontale inferiore
18. Scanalatura frontale superiore
19. Scanalatura frontale inferiore

VISTA FONDO DEL CERVELLO UMANO

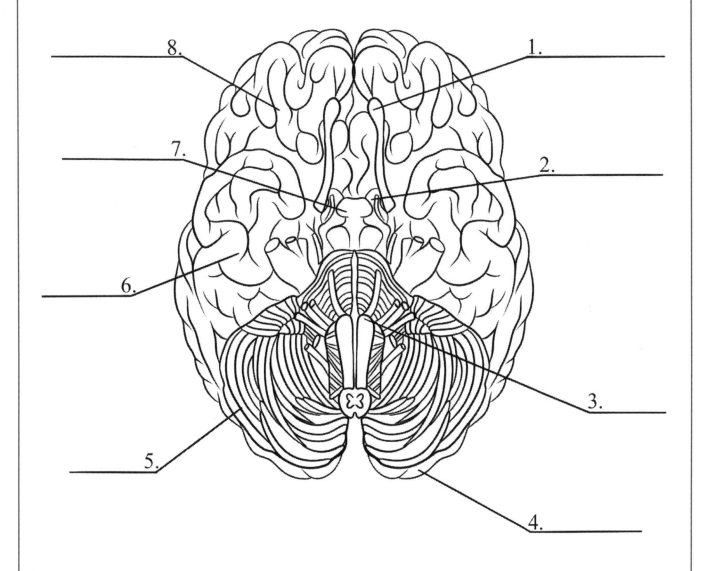

VISTA FONDO DEL CERVELLO UMANO

1. Lampadina olfattiva

2. Chiasmo ottico

3. Stelo cerebrale

4. Lobo occipitale

5. Cerebellum

6. Lobo temporale

7. Infundibolo

8. Lobo frontale

AREE FUNZIONALI DEL CERVELLO UMANO (VISTA LATERALE)

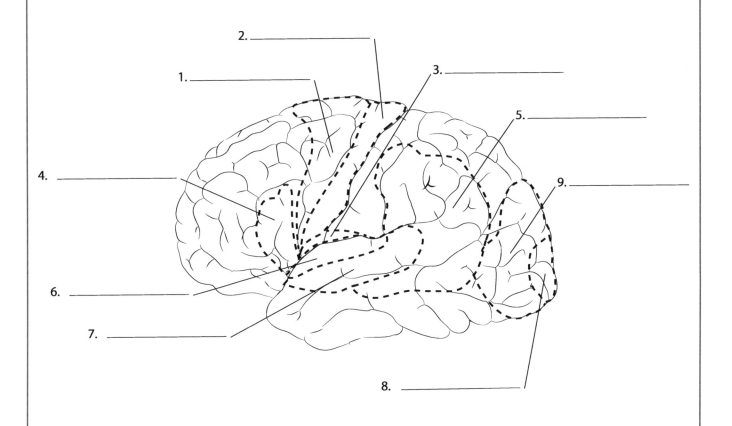

AREE FUNZIONALI DEL CERVELLO UMANO (VISTA LATERALE)

1. Settore motore primario

2. Zona sensoriale primaria

3. Motore secondario e area sensoriale

4. Zona anteriore (motore) area di parola (area di Broca)

5. Area del discorso posteriore (sensoriale) (area di Wernicke)

6. Area uditiva primaria

7. Area uditiva secondaria

8. Zona visiva primaria

9. Area visiva secondaria

SEZIONE SAGITTALE DEL CERVELLO UMANO

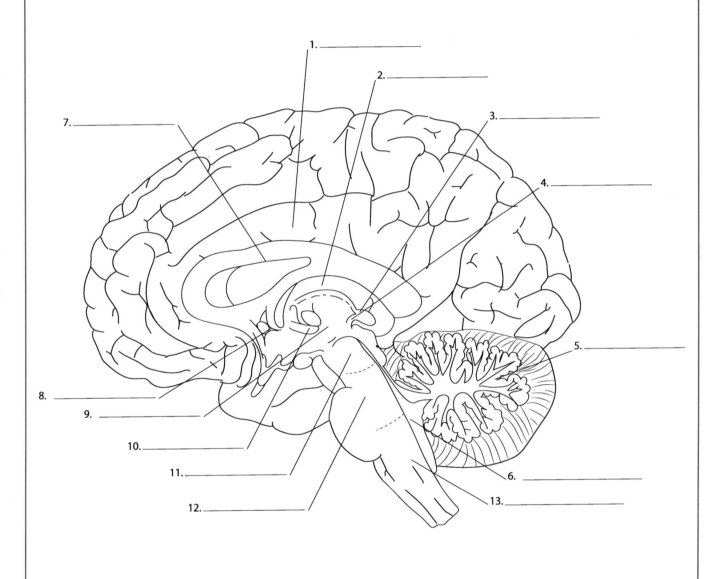

SEZIONE SAGITTALE DEL CERVELLO UMANO

1. Giro del cingolo

2. Fornix

3. Ghiandola pineale

4. Commissura posteriore

5. Cervelet

6. Quarto ventricolo

7. Corpo calloso

8. Commissario precedente

9. Diencephalon

10. Scanalatura ipotalamica

11. Midbrain

12. Pons

13. Il midollo spinale

SEZIONE CORONALE DI UN CERVELLO UMANO

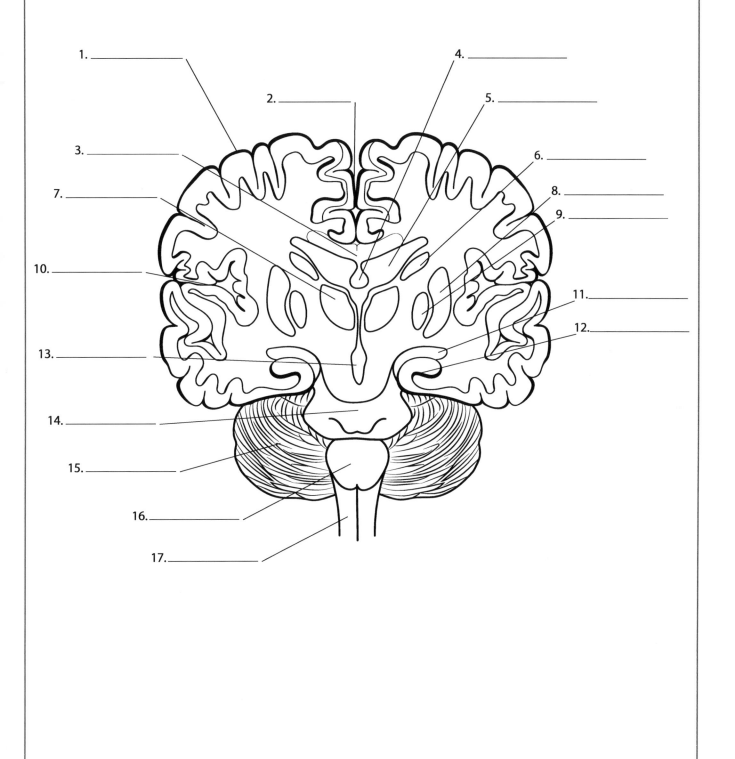

SEZIONE CORONALE DI UN CERVELLO UMANO

1. Corteccia cerebrale
2. Cricca longitudinale
3. Corpo calloso
4. Fornix
5. Ventricolo laterale
6. Nucleo caudato
7. Talamo
8. Putamen
9. Globus pallidus
10. Scanalatura laterale
11. Cavalluccio marino
12. Giro ippocampale
13. Terzo ventricolo
14. Pons
15. Cervelet
16. Il midollo spinale
17. Midollo spinale

NERVI CRANICI

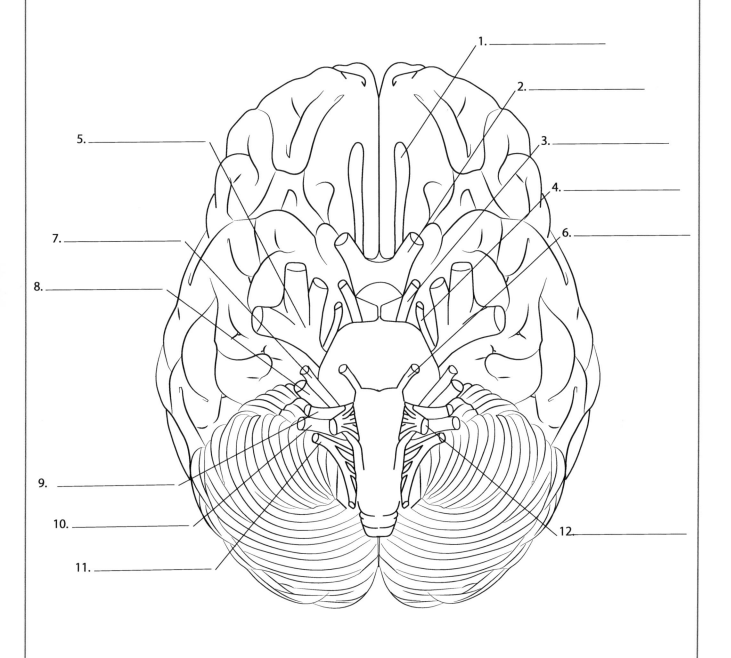

NERVI CRANICI

1. Olfattivo
2. Ottica
3. Oculomotori
4. Trochlear
5. Trigeminal
6. Abducens
7. Facial
8. Vestibulocochlear
9. Glossopharyngeal
10. Vagus
11. Accessorio
12. Hypoglossal

SEZIONE TRASVERSALE DEL MESENCEFALO

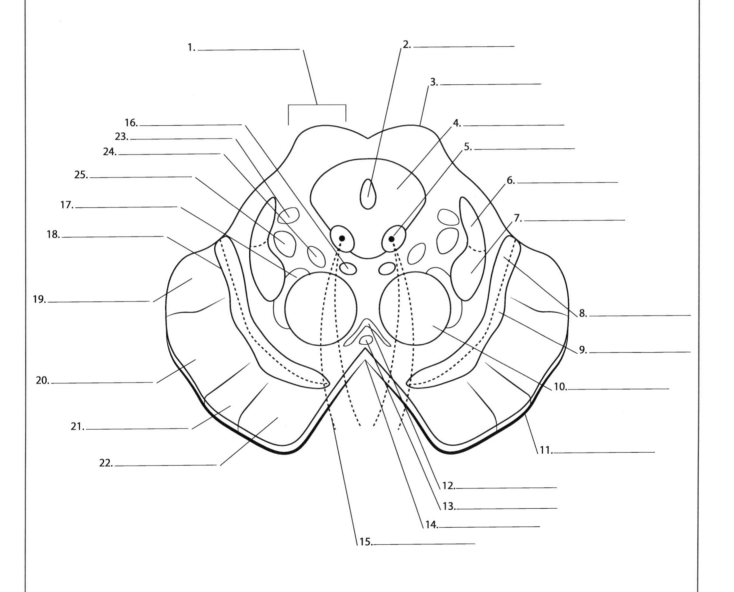

SEZIONE TRASVERSALE DEL MESENCEFALO

1. Tetto
2. Acquedotto cerebrale
3. Collo superiore
4. Grigio periaqueduttale (PAG)
5. Nucleo oculomotore
6. Percorsi spinotalamici e trigeminotalamici
7. Lemniscus mediale
8. Pars compacta
9. Pars reticulata
10. Nucleo rosso
11. Crus cerebri
12. Precedente giudizio tegmentale
13. Nucleo interpeduncolare
14. Zona tegmentale ventrale
15. Fibre della radice del nervo oculomotore
16. Fascicolo mediale longitudinale
17. Fibre cerebellari
18. Substantia nigra
19. Parieto-, occipito, fibre temporopontine
20. Fibre corticospinali
21. Fibre corticonucleari (corticobulbar)
22. Fibre frontopontine
23. Fibre trigemino-talamiche posteriori
24. Tratto tegmentale centrale
25. Fibre trigemino-talamiche anteriori

SEZIONE TRASVERSALE DEI PON PON (PARTE SUPERIORE E INFERIORE)

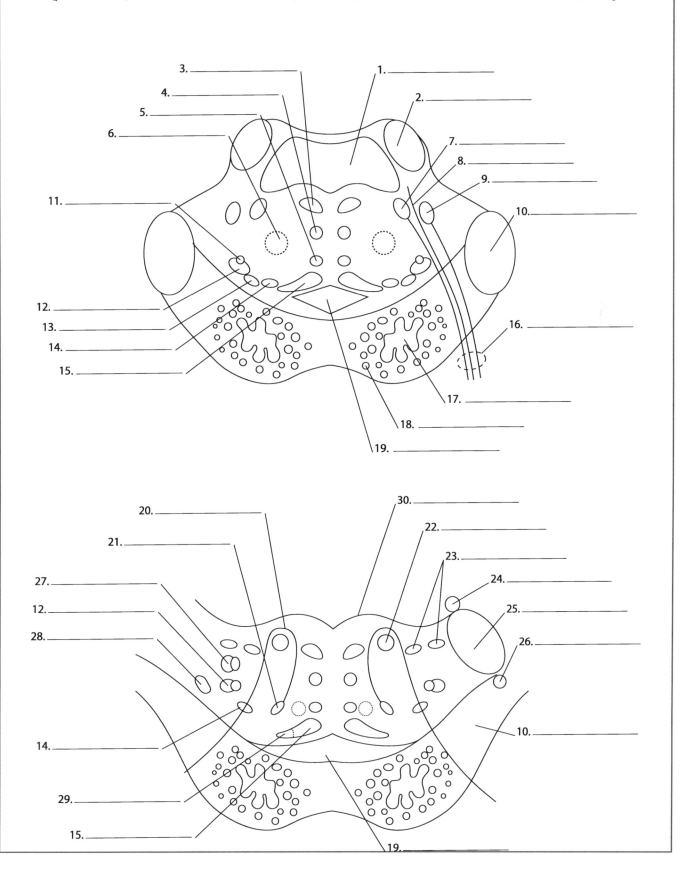

SEZIONE TRASVERSALE DEI PON PON (PARTE SUPERIORE E INFERIORE)

1. Quarto ventricolo
2. Peduncolo cerebellare superiore
3. Fascio mediano longitudinale
4. Tratto Tectospinale
5. Il tratto gastrospinale
6. Tratto tegmentale centrale
7. Nucleo motore del nervo trigemino
8. Radice mesencefalica del nervo trigemino
9. Nucleo sensoriale principale del nervo trigemino
10. Gambo cerebellare medio
11. Torsolo superiore di oliva
12. Laterale Lemniscus
13. Lemniscus spinale
14. Lemniscus trigemino
15. Lemniscus mediale
16. Il nervo trigemino
17. Fibre corticospinali e corticonucleari
18. Nuclei del ponte
19. Corpo trapezoidale
20. Nervo facciale
21. Nucleo del nervo facciale
22. Rimozione del nucleo
23. Nuclei vestibolari
24. Nucleo cocleare dorsale
25. Peduncolo cerebellare inferiore
26. Nucleo cocleare ventrale
27. Nucleo vertebrale e tratto del nervo trigemino
28. Tratto spinocerebellare ventrale
29. Tratto spinotalamico anteriore
30. Collicolo facciale

SEZIONE TRASVERSALE DEL MIDOLLO SPINALE (ALL'OLIVA)

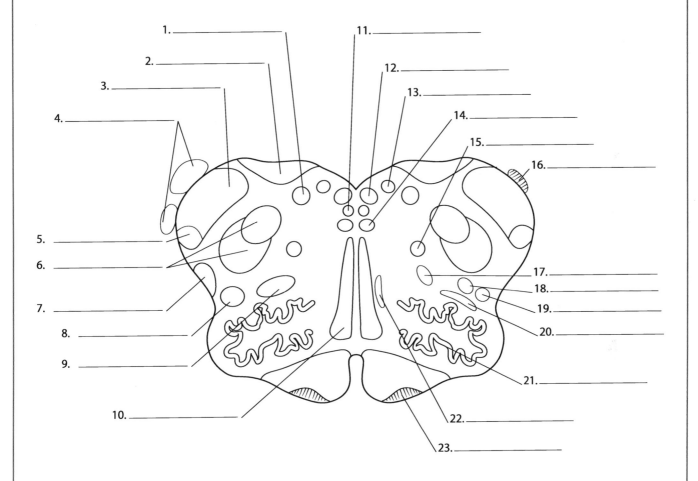

1. _____
2. _____
3. _____
4. _____
5. _____
6. _____
7. _____
8. _____
9. _____
10. _____
11. _____
12. _____
13. _____
14. _____
15. _____
16. _____
17. _____
18. _____
19. _____
20. _____
21. _____
22. _____
23. _____

SEZIONE TRASVERSALE DEL MIDOLLO SPINALE (ALL'OLIVA)

1. Nucleo del tratto solitario
2. Nuclei vestibolari
3. Peduncolo cerebrale inferiore
4. Nuclei cocleari
5. Tratto spinocerebellare dorsale
6. Nucleo vertebrale e tratto del nervo trigemino
7. Tratto spinocerebellare ventrale
8. Percorsi spinotettali spinotettrici e laterali
9. Tratto spinotalamico anteriore
10. Lemniscus mediale
11. Fasiculo mediale longitudinale
12. Nucleo ipoglossale
13. Nucleo dorsale vagale
14. Tratto Tectospinale
15. Nucleo ambiguo
16. Corpo Pontobulbar
17. Tratto vestibulospinale
18. Nucleo reticolare laterale
19. Il tratto gastrospinale
20. Accessorio dorsale a nucleo d'oliva
21. Torsolo inferiore di oliva
22. Nucleo olivicolo accessorio mediale
23. Nucleo ad arco

IL CERCHIO DI WILLIS

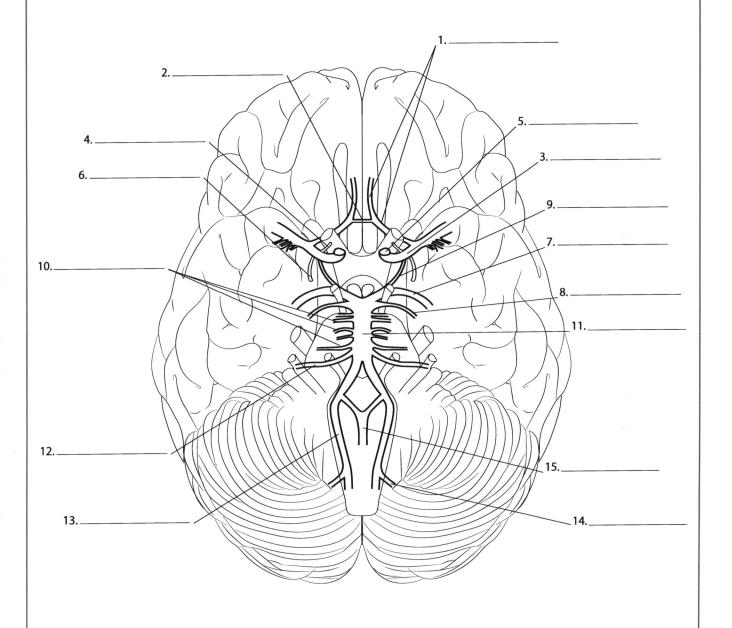

IL CERCHIO DI WILLIS

1. Arteria cerebrale anteriore
2. Arteria comunicante anteriore
3. Arteria cerebrale media
4. Arteria oftalmica
5. Arteria carotidea interna
6. Arteria coroideale anteriore
7. Arteria cerebrale posteriore
8. Arteria cerebellare superiore
9. Arteria comunicante posteriore
10. Le arterie pontine
11. Arteria basilare
12. Arteria cerebellare inferiore inferiore anteriore
13. Arteria vertebrale
14. Arteria cerebellare posteriore inferiore inferiore
15. Arteria vertebrale anteriore

SISTEMA LIMBICO (GANGLI BASALI RIMOSSI)

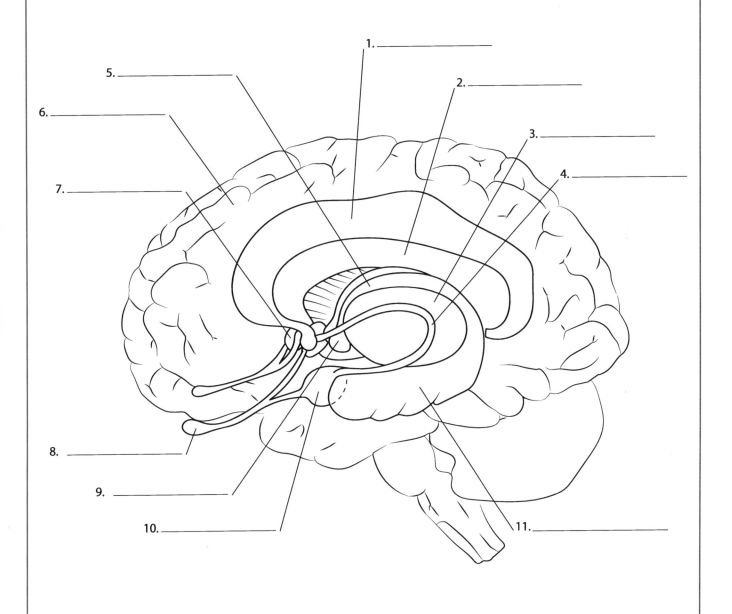

SISTEMA LIMBICO (GANGLI BASALI RIMOSSI)

1. Corteccia cingolata
2. Corpo calloso
3. Talamo
4. Stria terminalis
5. Fornix
6. Corteccia frontale
7. Septum
8. Lampadina olfattiva
9. Corpo mammillare
10. Amygdala
11. Cavalluccio marino

VISTA CORONALE (1)

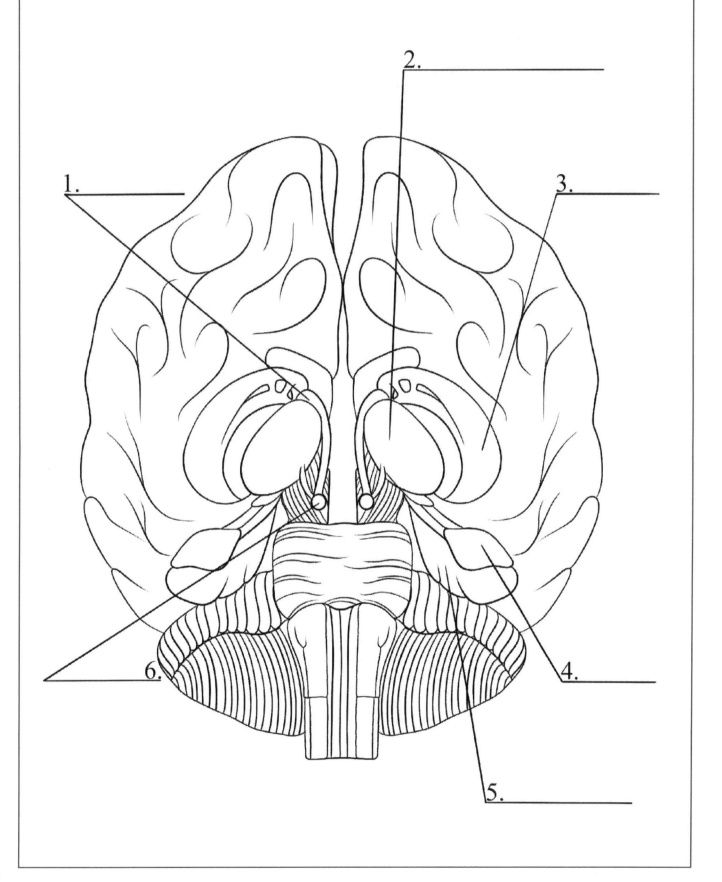

VISTA CORONALE (1)

1. Fornix
2. Talamo
3. Putamen
4. Amygdala
5. Cavalluccio marino
6. Corpo mammillare

VISTA CORONALE (2)

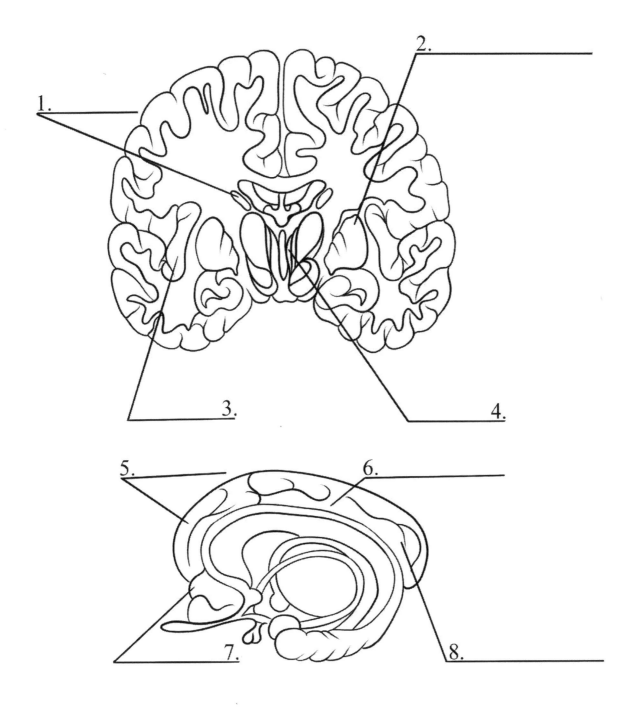

1.

2.

3.

4.

5.

6.

7.

8.

VISTA CORONALE (2)

1. Nucleo caudato
2. Putamen
3. Insula
4. Nucleo accumbens
5. Corteccia cingolata anteriore
6. Corteccia cingolata centrale
7. Subgenitale anteriore
8. Corteccia cingolata posteriore

STRUTTURE DI PROTEZIONE DEL CERVELLO

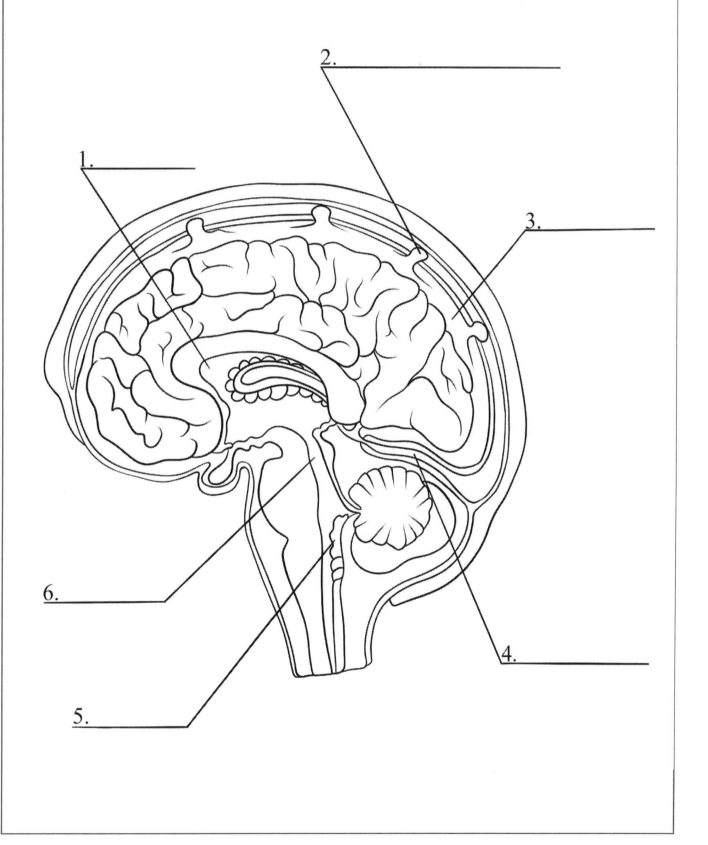

STRUTTURE DI PROTEZIONE DEL CERVELLO

1. Terzo ventricolo
2. Villus aracnoide
3. Lo spazio subaracnoideo
4. Seno destro
5. Plesso coroide
6. Acquedotto cerebrale

VISTA INTERMEDIA

1.

2.

3.

8.

7.

4.

5.

6.

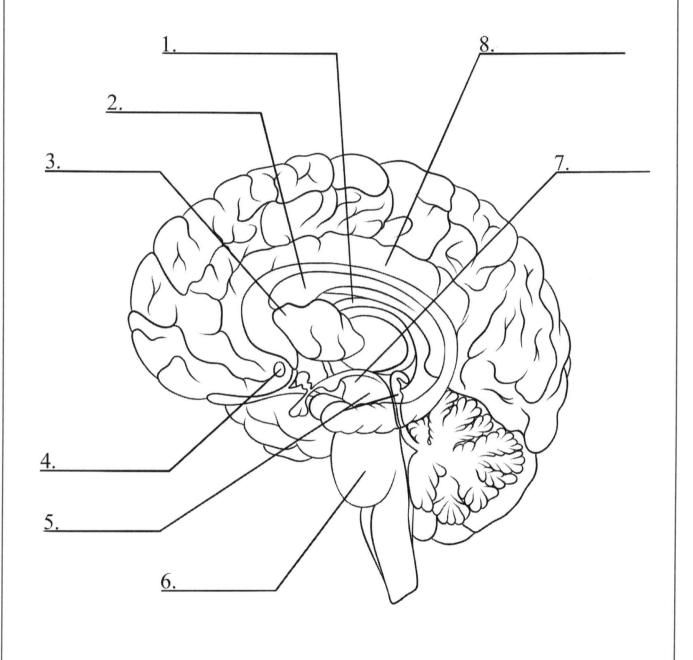

VISTA INTERMEDIA

1. Fornix
2. Caudato
3. Putamen
4. Nucleo accumbens
5. Cervello medio
6. Pons
7. Ventra tegmentum
8. Corteccia cingolata

NERVI CRANICI VISTI DAL BASSO

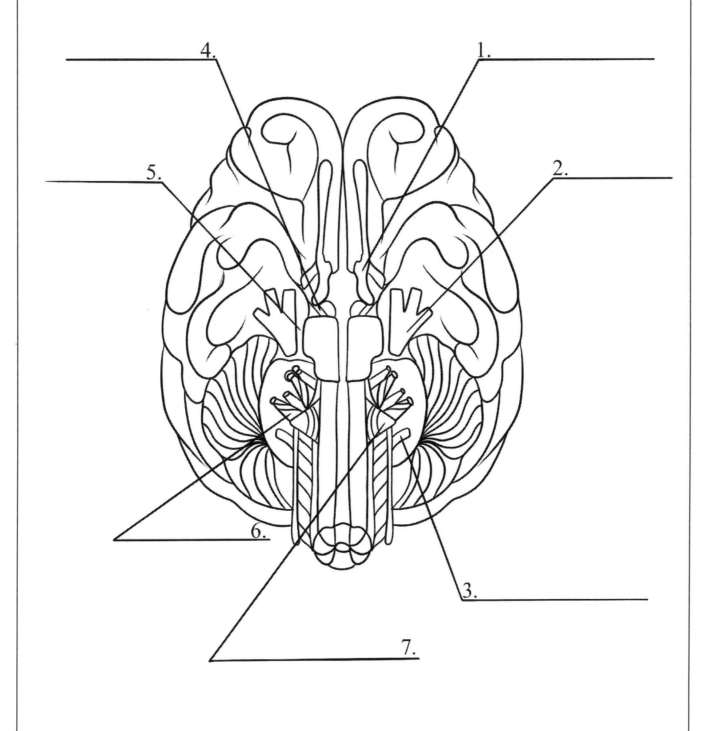

4.

1.

5.

2.

6.

3.

7.

NERVI CRANICI VISTI DAL BASSO

1. Nervo ottico
2. Il nervo trigemino
3. Nervo accessorio
4. Il nervo oculomotore
5. Il nervo trocleare
6. Il nervo vago
7. Nervo ipoglossale

THALAMUS

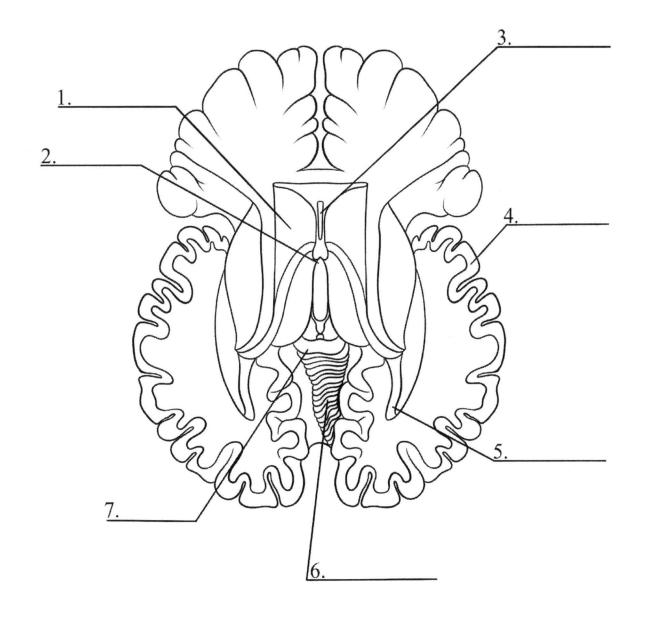

THALAMUS

1. Capo del gruppo centrale dei Caudeani
2. Commissario precedente
3. Cavità del setto pellucido
4. Corteccia del lobo temporale
5. Corno posteriore del ventricolo laterale
6. Verme del cervelletto
7. Guscio inferiore

FORNITURA DI SANGUE DEL SISTEMA NERVOSO CENTRALE

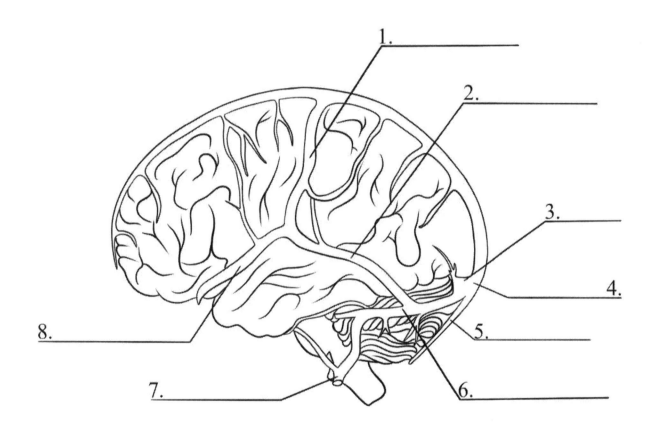

1.

2.

3.

4.

5.

6.

7.

8.

FORNITURA DI SANGUE DEL SISTEMA NERVOSO CENTRALE

1. Vena Trolandia anastomotica superiore
2. Vena anastomotica inferiore di Labbe
3. Seno destro
4. Confluenza dei seni
5. Seno occipitale
6. Seno trasversale
7. Vena giugulare interna
8. Vena cerebrale media superficiale

FORNITURA DI SANGUE DEL SISTEMA NERVOSO CENTRALE

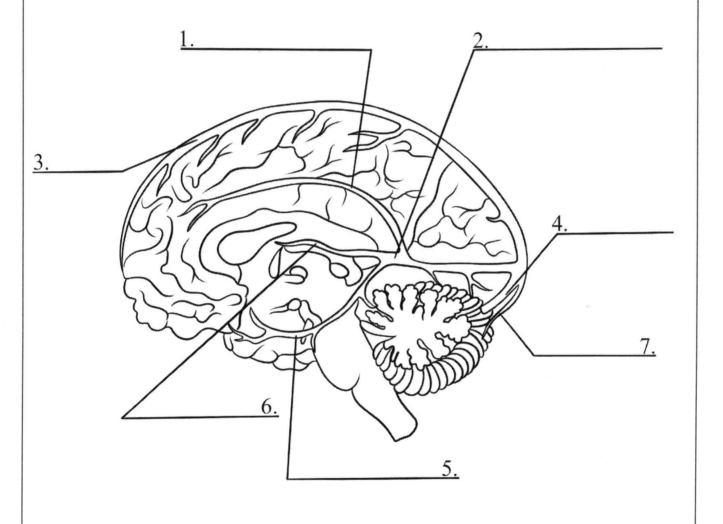

1.

2.

3.

4.

7.

6.

5.

FORNITURA DI SANGUE DEL SISTEMA NERVOSO CENTRALE

1.anastomosi inferiore

2. La grande vena di Galeno

3.il seno sagittale superiore

4. Seno trasversale

5.Vena basale di Rosenthal

6. Vena cerebrale interna

7. il seno occipitale

DISTRIBUZIONE DEI VASI SANGUIGNI

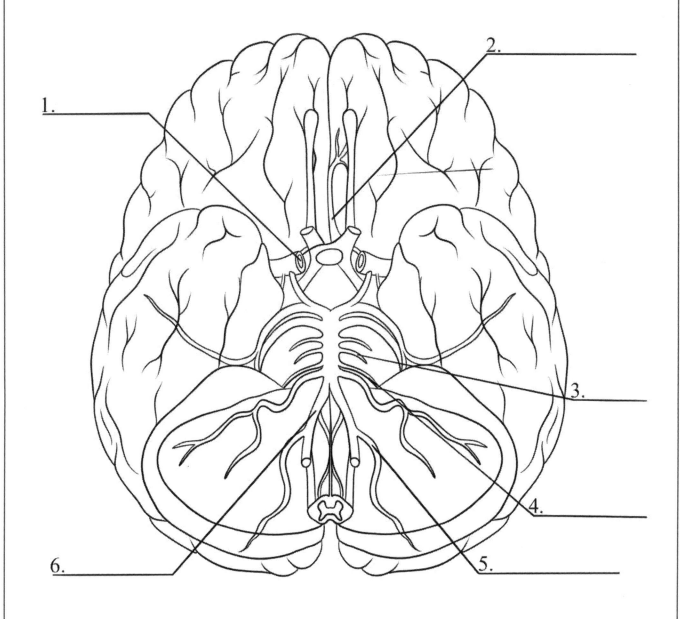

DISTRIBUZIONE DEI VASI SANGUIGNI

1. Carotide interna
2. Cervello anteriore
3. pontina
4. Labirintico
5. Cervello posteriore inferiore
6. Vertebra

EMISFERI CEREBRALI

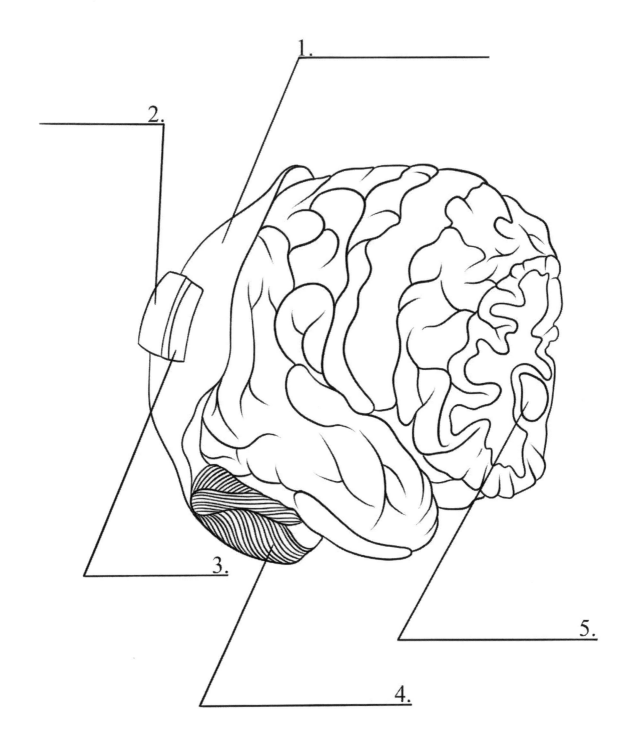

1.

2.

3.

4.

5.

EMISFERI CEREBRALI

1. Dura mater

2. Cuoio capelluto

3. Cranio

4. Cerebellum

5. Il liquido cerebrospinale circola attraverso i ventricoli e il cervello.

CIRCOLAZIONE DEL FLUIDO CEREBROSPINALE

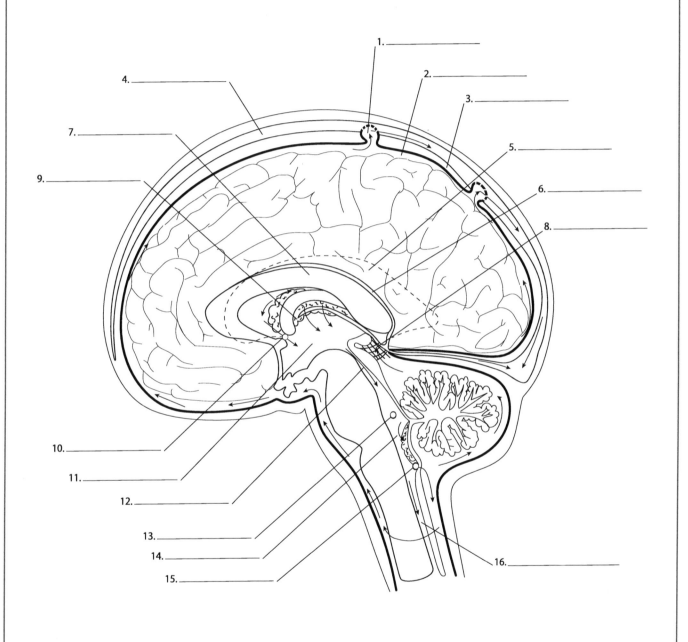

1. _____
2. _____
3. _____
4. _____
5. _____
6. _____
7. _____
8. _____
9. _____
10. _____
11. _____
12. _____
13. _____
14. _____
15. _____
16. _____

CIRCOLAZIONE DEL FLUIDO CEREBROSPINALE

1. Granulazioni aracnoidi
2. Lo spazio subaracnoideo
3. Mamma-meningite dura
4. Seno sagittale superiore
5. Ventricolo laterale
6. Seno sagittale inferiore
7. Corpo calloso
8. Sinus cavernoso
9. Plesso coroide
10. Forame interventricolare Monro
11. Terzo ventricolo
12. Acquedotto cerebrale (acquedotto di Sylvius)
13. Luschka Forame Laterale
14. Quarto ventricolo
15. Foramen de Magendie (apertura mediana)
16. Canale centrale

VENTRICOLI CEREBRALI

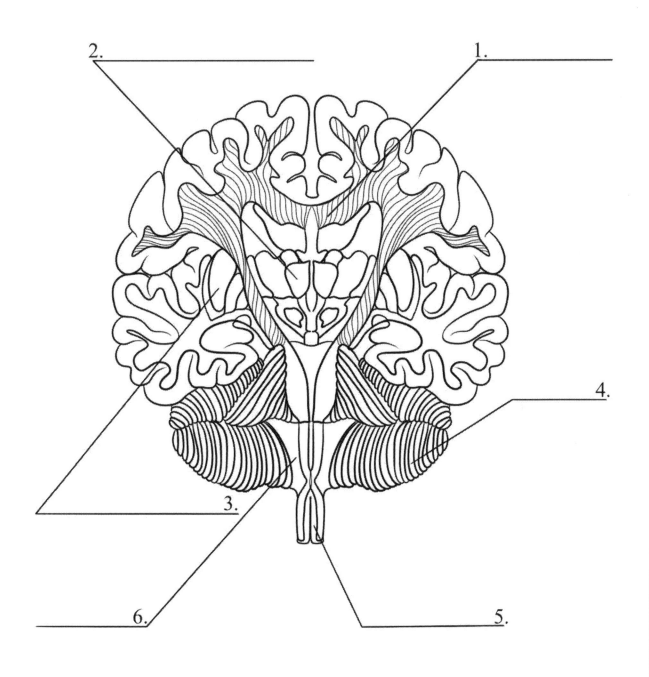

2.

1.

4.

3.

6.

5.

VENTRICOLI CEREBRALI

1. Corpus
2. Talamo
3. Putamen
4. Cerebellum
5. Il midollo spinale
6. Midollo allungato

SISTEMA VISIVO

1. _____
2. _____
3. _____
4. _____
5. _____
6. _____
7. _____
8. _____
9. _____
10. _____
11. _____
12. _____
13. _____
14. _____

SISTEMA VISIVO

1. Nervo ottico

2. Attraversamento delle fibre

3. Fibre non incrociate

4. Chiasma ottico

5. Percorsi ottici

6. Commissione Guden

7. Pulvinar

8. Corpo genicolato laterale

9. Collo superiore

10. Corpo genicolato mediale

11. Nucleo del nervo oculomotore

12. Nucleo del nervo trocleare

13. Nucleo nervoso abduttivo

14. Corteccia dei lobi occipitali

NERVO TRIGEMINO

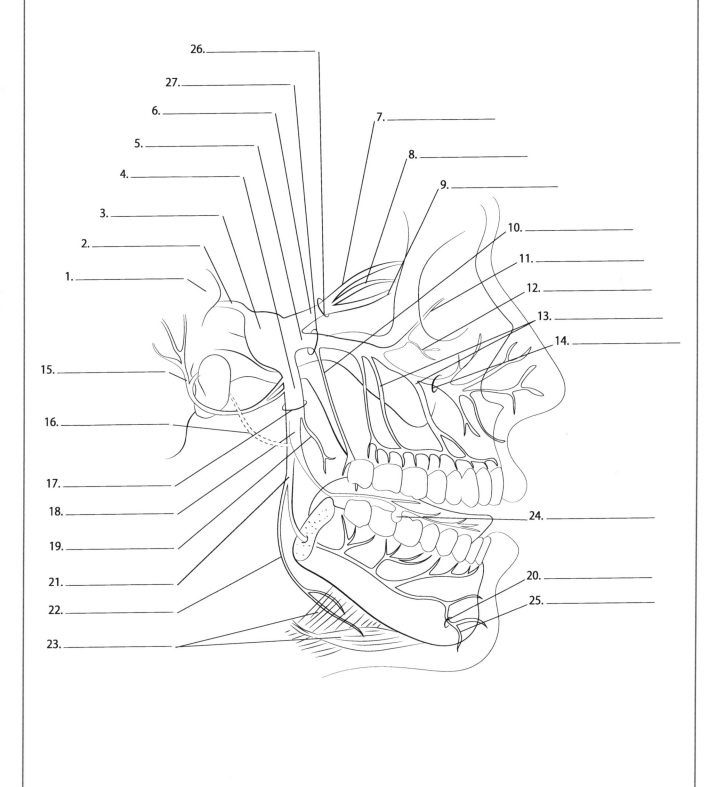

NERVO TRIGEMINO

1. Pons
2. Il nervo trigemino
3. Ganglio del trigemino (V)
4. Divisione mandibolare (V3)
5. Divisione massima (V2)
6. Divisione oftalmica (V1)
7. Nervo facciale
8. Il nervo lacrimale
9. Il nervo nasociliare
10. Nervi palatini (maiuscole e minuscole)
11. Nervo infraorbitale
12. Nervo zigomatico
13. Nervi alveolari superiori
14. Forame infraorbitale
15. Il nervo auricolo-temporale
16. Timpani Chorda
17. Forame ovale
18. Nervi linguali
19. Il nervo buccale
20. Foramen mentale
21. Nervi alveolari inferiori
22. Il nervo mieloide
23. Muscolo mieloide, addome anteriore del muscolo digastrico
24. Ganglione sottomandibolare
25. Il nervo mentale
26. Fenditura orbitale superiore
27. Forame rotondo

TIPI DI NEURONI DI BASE

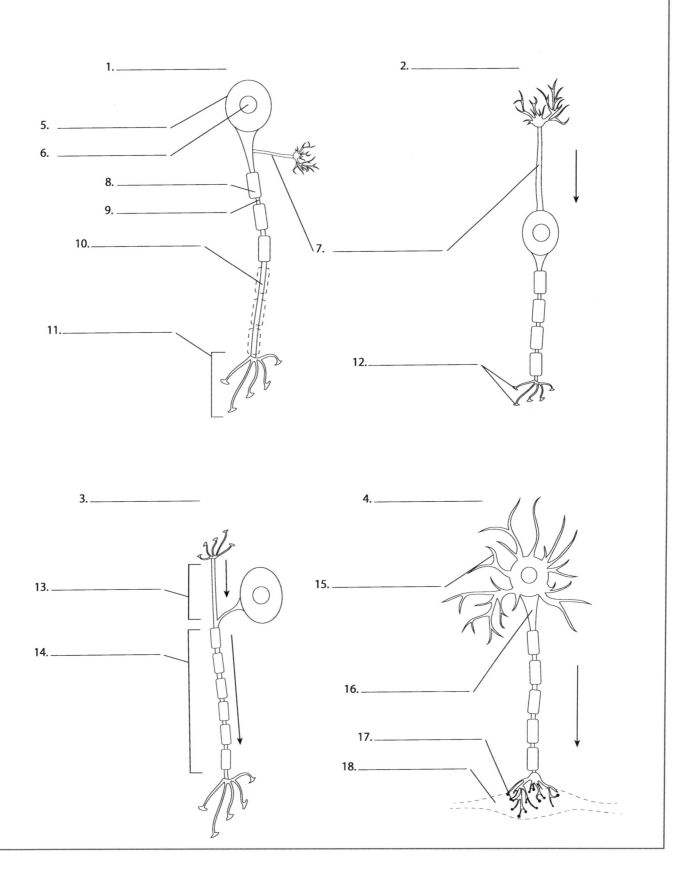

TIPI DI NEURONI DI BASE

1. Neurone unipolare
2. Neurone bipolare
3. Neurone pseudo-polare
4. Neurone multipolare
5. Corpo cellulare
6. Nucleo
7. Dendrite
8. Guaina mielinica
9. Il nodo di Ranvier
10. Axon
11. Telodendria (terminali assonali)
12. Pulsanti del terminale
13. Ramo periferico
14. Agenzia Centrale
15. Dendrite
16. Axon Hill
17. Sinapsi neuromuscolari
18. Muscle

ANATOMIA DEL MIDOLLO SPINALE

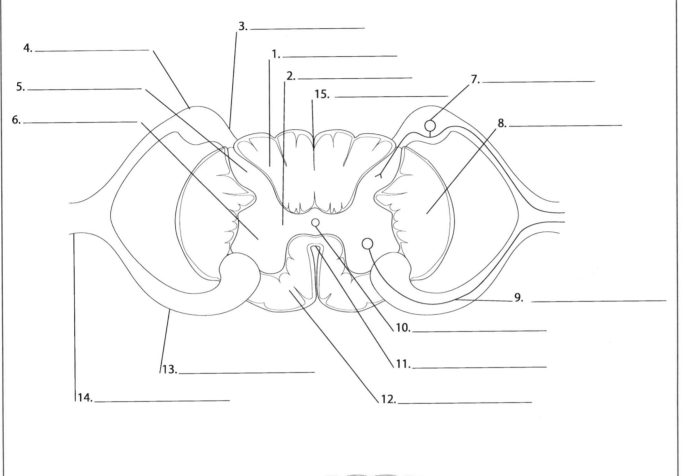

3. _____

4. _____

1. _____

5. _____

2. _____

6. _____

15. _____

7. _____

8. _____

9. _____

10. _____

11. _____

13. _____

12. _____

14. _____

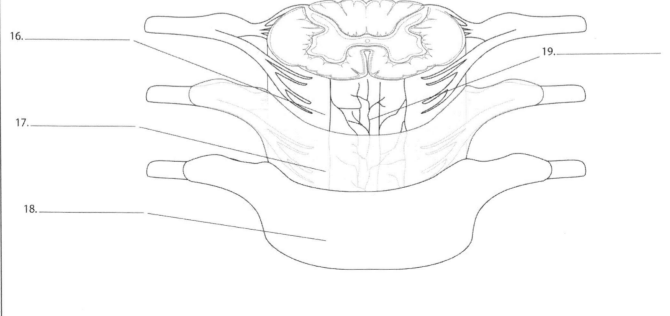

16. _____

19. _____

17. _____

18. _____

ANATOMIA DEL MIDOLLO SPINALE

1. Materia bianca

2. Materia grigia

3. Radice dorsale

4. Ganglio radice dorsale

5. Corno dorsale

6. Corno ventrale

7. Soma dei neuroni sensoriali

8. Funicolare laterale

9. Neurone motore

10. Canale centrale

11. Fenditura mediale anteriore

12. Funicolo anteriore

13. Radice ventrale

14. Nervo spinale

15. Scanalatura posteriore mediale

16. Pia mater

17. Materiale aracnoide

18. Dura mater

19. Navi

TRATTO MIDOLLARE

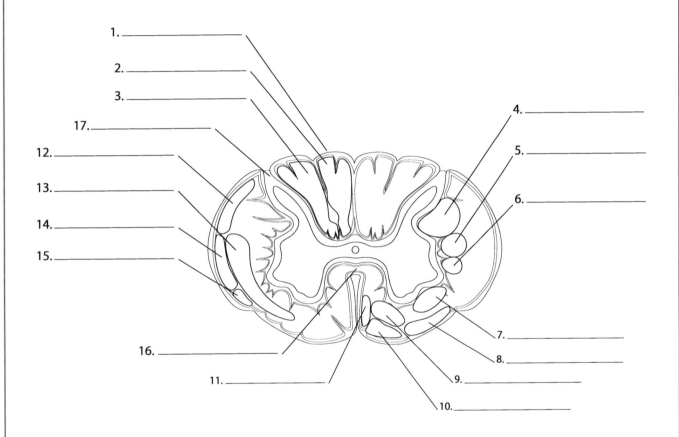

1. _____
2. _____
3. _____
17. _____
12. _____
13. _____
14. _____
15. _____
16. _____
11. _____
4. _____
5. _____
6. _____
7. _____
8. _____
9. _____
10. _____

TRATTO MIDOLLARE

1. Sistema dorsale posteriore della colonna vertebrale
2. Fascicolo di Gracile
3. Fascicolo cuneato
4. Tratto corticospinale laterale (piramidale)
5. Il tratto gastrospinale
6. Fibre autonome discendenti
7. Tratto midollare reticolo-spinale (laterale)
8. Tratto vestibulospinale
9. Tratto pontinentale reticolo-spinale (mediale)
10. Tratto Tectospinale
11. Tratto corticospinale anteriore (ventrale)
12. Tratto spinocerebellare posteriore (dorsale)
13. Sistema anterolaterale (5 foglioline)
14. Tratto spinocerebellare anteriore (ventrale)
15. Tratto spinoolivario
16. Commissario precedente
17. Fascicolo dorsale (tratto di Lissauer)

CRANIO (VISTA FRONTALE)

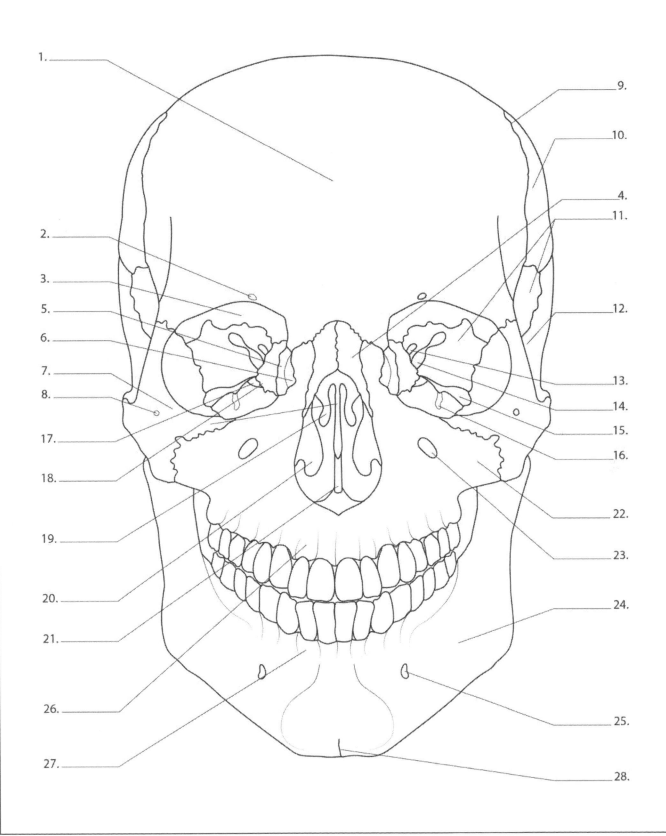

CRÂNE (VUE DE FACE)

1. Osso frontale
2. Forame sopraorbitale
3. Orbita
4. Osso nasale
5. Osso lacrimale
6. Pozzo di lacrime
7. Osso zigomatico
8. Fossa zigomatico-facciale
9. Sutura coronale
10. Osso parietale
11. Osso fenoide
12. Osso temporale
13. Canale ottico
14. Fenditura orbitale superiore
15. Fenditura orbitale inferiore
16. Sulcus infraorbitalis
17. Osso palatino
18. Osso etmoide
19. Conchiglia centrale
20. Conchiglia inferiore
21. Vomer
22. Maxilla
23. Forame infraorbitale
24. Mandibola
25. Foramen mentale
26. Processo alveolare della mascella
27. Processo alveolare della mandibola
28. Protuberanza mentale della mandibola

BASE CRANICA (VISTA ESTERNA)

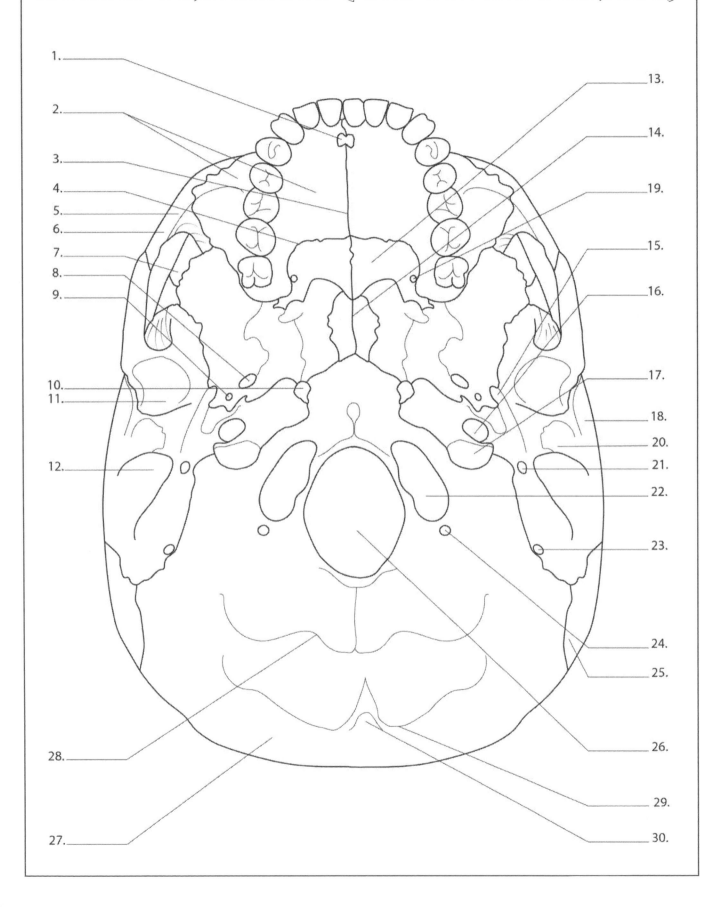

BASE CRANICA (VISTA ESTERNA)

1. Forame incisivo
2. Maxilla
3. Sutura palatale mediana
4. Sutura palatale trasversale
5. Osso zigomatico
6. Arco zigomatico
7. Osso frontale
8. Forame ovale
9. Spinoso di forame
10. Foramen lacerum
11. Fossa mandibolare
12. Processo mastoide
13. Osso palatino
14. Vomer
15. Il processo stiloide
16. Canale carotideo
17. Forame della giugulare
18. Osso temporale
19. Foramina palatina
20. Meato acustico esterno
21. Foramen stilomastoidiano
22. Condilo occipitale
23. Mastoide forame
24. Fossa congenita
25. Osso parietale
26. Foramen magnum
27. Osso occipitale
28. Linea nucale inferiore
29. Linea nucale superiore
30. Protuberanza occipitale esterna

BASE CRANICA (VISTA INTERNA)

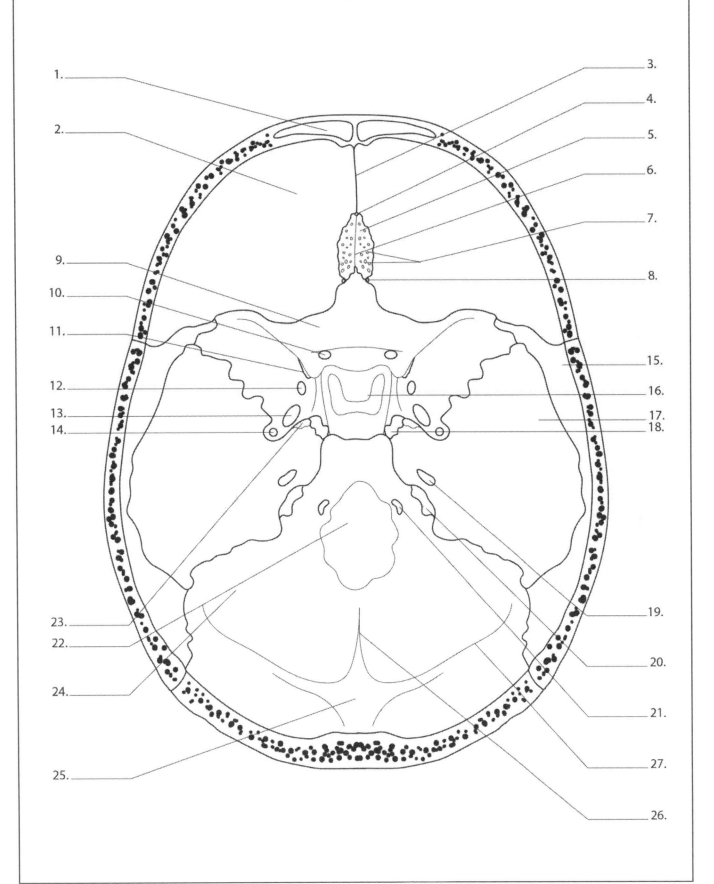

BASE CRANICA (VISTA INTERNA)

1. Seno frontale
2. Osso frontale
3. Colmo frontale
4. Forame cieco
5. Osso etmoide
6. Crista galli
7. Piastra crepriforme
8. Posteriore etmoide di Forame
9. Osso fenoide
10. Forame ottico
11. La fissura orbitale è superiore
12. Forame rotondo
13. Forame ovale
14. Spinoso di forame
15. Osso parietale
16. Sella turcica
17. Osso temporale
18. Foramen lacerum
19. Canale uditivo interno
20. Forame della giugulare
21. Canale ipoglossale
22. Foramen magnum
23. Canale carotideo
24. Osso occipitale
25. Protuberanza occipitale interna
26. Cresta occipitale interna
27. Scanalatura del seno trasversale

GIUNTO TEMPOROMANDIBOLARE (VISTA LATERALE)

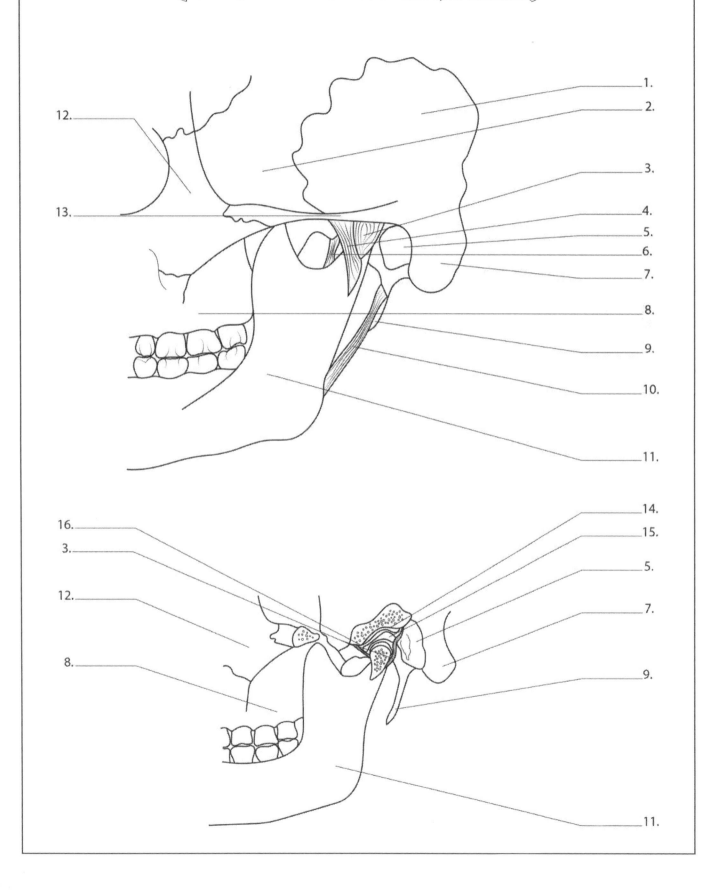

GIUNTO TEMPOROMANDIBOLARE (VISTA LATERALE)

1. Osso temporale

2. Osso fenoide

3. Capsula articolare

4. Legamento laterale

5. Meato acustico esterno

6. Legamento fenomandibolare

7. Processo mastoide

8. Maxilla

9. Il processo stiloide

10. Legamento stimandibolare

11. Ramus della mandibola

12. Osso zigomatico

13. Arco zigomatico

14. Mandibola di Fossa

15. Disco di giunzione

16. Tubercolosi articolare

MUSCOLI DEL VISO (VISTA FRONTALE)

25.

24.

23.

22.

21.

20.

19.

18.

17.

16.

15.

14.

13.

1.

2.

3.

4.

5.

6.

7.

8.

9.

10.

11.

12.

MUSCOLI DEL VISO (VISTA FRONTALE)

1. Aponeurosi epicranica
2. Muscolo corrugatore sopraccigliare
3. Muscle levator labii superioris alaeque nasi
4. Muscolo temporale
5. Muscolo nasale (pars transversa)
6. Levator labii muscolo superiore
7. Muscolo zigomatico minore e maggiore
8. Massaggiatore muscolare
9. Muscolo levatore anguli oris
10. Muscolo della bocca
11. Orbicularis orbicolare muscolare
12. Platysma
13. Muscolo Mentalis
14. Labii inferioris muscolo depressivo
15. Anguli oris muscolo depressivo
16. Muscolo levatore anguli oris
17. Muscolo risorius
18. Muscolo zigomatico maggiore
19. Muscolo zigomatico minore
20. Muscolo nasale (pars alaris)
21. Levator labii superioris muscolo
22. Muscolo orbicularis oculi (parte palpebrale)
23. Muscolo orbicularis oculi (parte orbitale)
24. Muscolo occipitofrontalis (parte frontale)
25. Procerus muscolare

MUSCOLI DEL VISO E DEL COLLO (VISTA LATERALE)

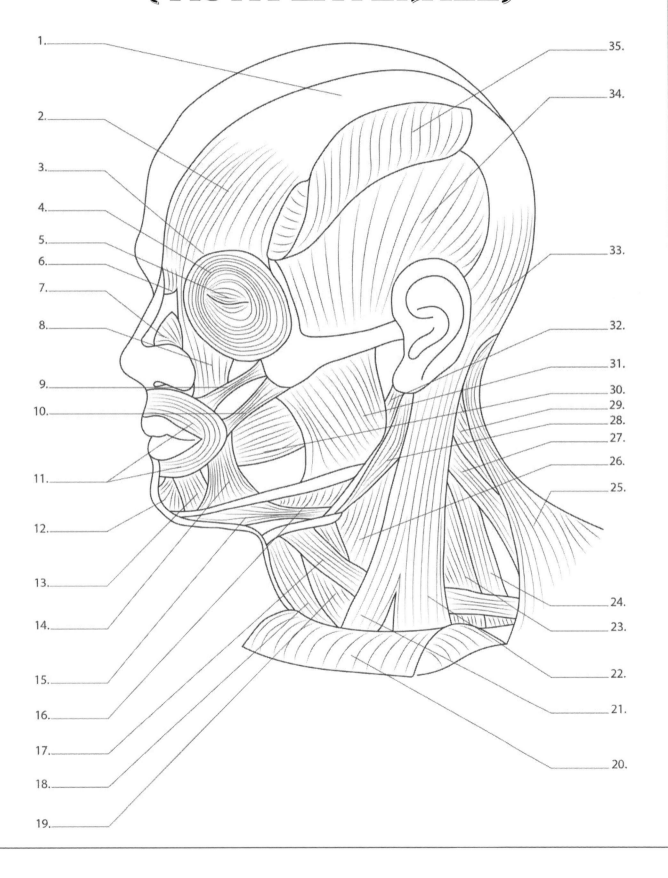

1.
2.
3.
4.
5.
6.
7.
8.
9.
10.
11.
12.
13.
14.
15.
16.
17.
18.
19.

35.
34.
33.
32.
31.
30.
29.
28.
27.
26.
25.
24.
23.
22.
21.
20.

MUSCOLI DEL VISO E DEL COLLO (VISTA LATERALE)

1. Aponeurosi epicranica
2. Ventre frontale del muscolo occipitofrontale
3. Ondulatore muscolare suprcilii
4. Muscolo orbicularis oculi (parte palpebrale)
5. Muscolo orbicularis oculi (parte orbitale)
6. Procerus muscolare
7. Muscolo nasale
8. Levatore labii superiorus muscolo
9. Muscolo zigomatico minore
10. Muscolo zigomatico maggiore
11. Orbicularis orbicolare muscolare
12. Muscolo Mentalis
13. Labii inferioris muscolo depressivo
14. Anguli oris muscolo depressivo
15. Muscolo digastrico (addome anteriore)
16. Muscolo mieloide
17. Muscolo omoioide
18. Steroide muscolare
19. Tiroide muscolare
20. Platisma
21. Muscolo sternocleidomastoideo (testa dello sterno)
22. Muscolo sternocleidomastoideo (testa clavicolare)
23. Muscolo scaleno medio
24. Muscolo scaleno posteriore
25. Muscolo trapezio
26. Muscolo costrittore faringeo
27. Muscolo della scapola del sollevatore
28. Muscolo digastrico (pancia posteriore)
29. Splenio Muscoloso
30. Muscolo della bocca
31. Massaggiatore muscolare
32. Muscolo stiloideo
33. Ventre occipitale del muscolo occipitofrontalis
34. Muscolo temporale
35. Muscoli temporoparietali

OSSA DELLA TESTA E DEL COLLO (VISTA LATERALE)

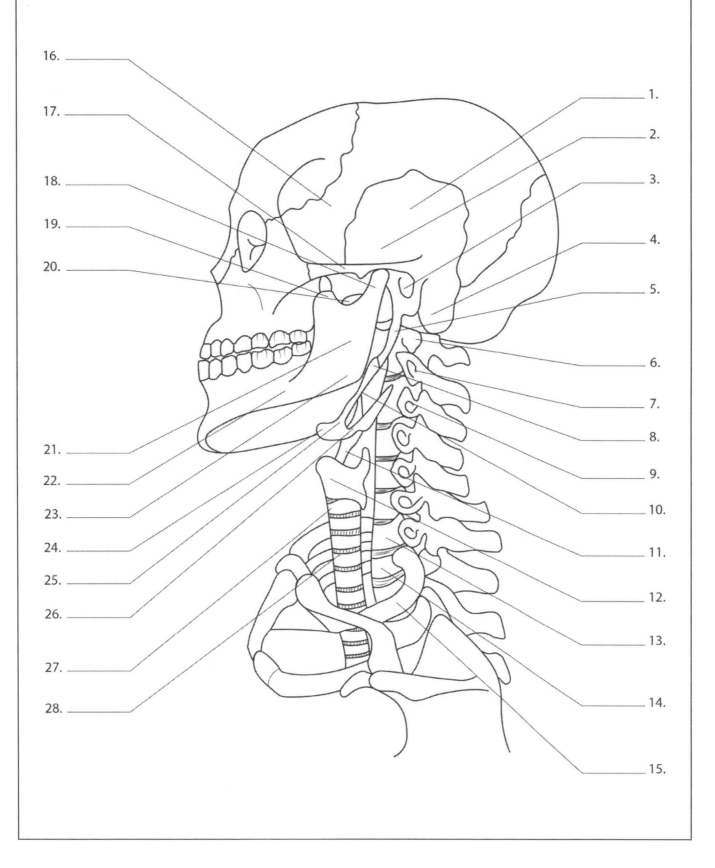

OSSA DELLA TESTA E DEL COLLO (VISTA LATERALE)

1. Osso temporale
2. Pozzo del tempo
3. Meato acustico esterno
4. Processo mostoide
5. Il processo stiloide
6. Atlante (C1)
7. Asse (C2)
8. Legamento stimandibolare
9. Vertebra C3
10. Legamento stiloideo
11. Epiglottis
12. Cartilagine tiroidea
13. Vertebra C7
14. Vertebra T1
15. 1° costa
16. Osso fenoide
17. Arco zigomatico
18. Processo condilare della mandibola
19. Processo coronoide della mandibola
20. Tacca mandibolare (tacca)
21. Ramus della mandibola
22. Corpo della mandibola
23. Angolo della mandibola
24. Corpo dell'osso ioide
25. Corno inferiore dell'osso ioide
26. Grande corno dell'osso ioide
27. Cartilagine cricoide
28. Trachea

MUSCOLI DEL PETTO (VISTA FRONTALE)

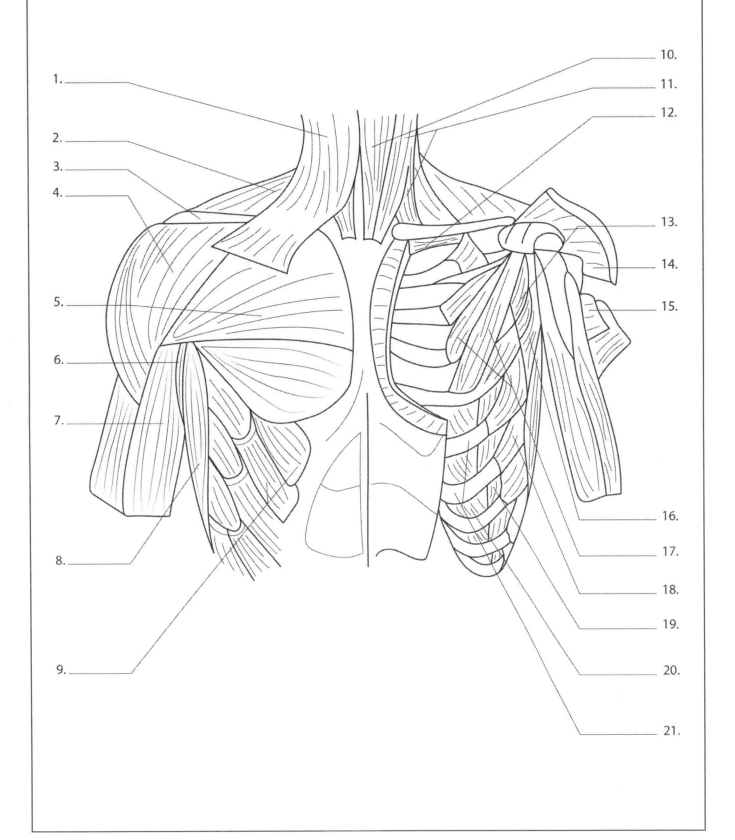

1.
2.
3.
4.
5.
6.
7.
8.
9.
10.
11.
12.
13.
14.
15.
16.
17.
18.
19.
20.
21.

MUSCOLI DEL PETTO (VISTA FRONTALE)

1. Piattaforma muscolare

2. Muscolo trapezio

3. Clavicola muscolare

4. Muscolo deltoide

5. Muscolo pettorale maggiore

6. Muscolo coracobrachiale

7. Muscolo brachiale bicipite

8. Latissimus dorsi muscolo

9. Muscolo addominale esterno obliquo

10. Steroide muscolare

11. Sternocleidomastoideo muscolare

12. Sottotastiera muscolare

13. Muscolo deltoide (taglio)

14. Muscoli sottocapolari

15. Muscolo pettorale maggiore (taglio)

16. Muscolo teres major

17. Muscolo pettorale minore

18. Muscolo serrato anteriore

19. Muscolo intercostale esterno

20. Muscolo intercostale interno

21. Coste

I MUSCOLI DEL PETTO (VISTA POSTERIORE)

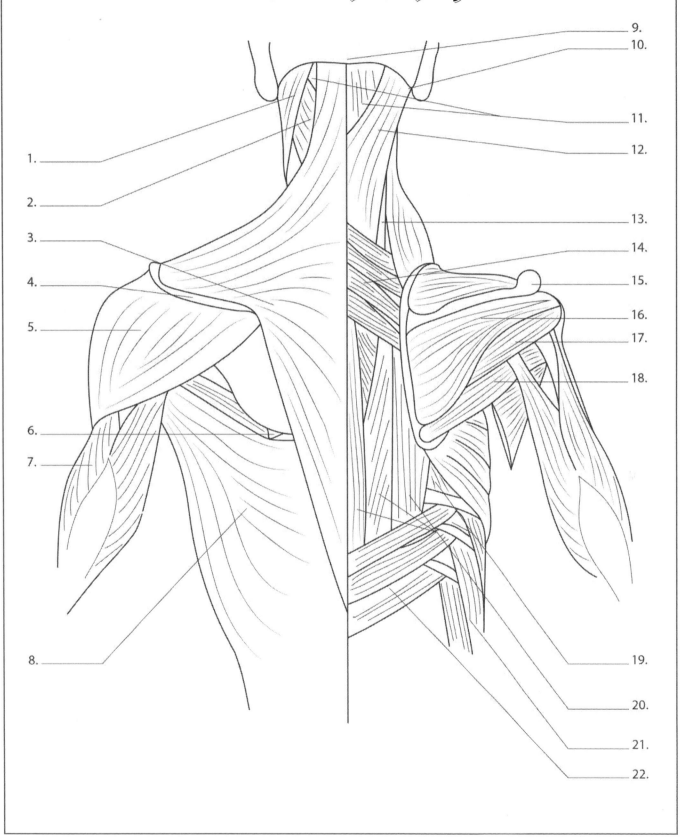

1.
2.
3.
4.
5.
6.
7.
8.

9.
10.
11.
12.
13.
14.
15.
16.
17.
18.
19.
20.
21.
22.

I MUSCOLI DEL PETTO (VISTA POSTERIORE)

1. Sternocleidomastoideo muscolare

2. Muscolo Splenius capitis

3. Muscolo trapezio

4. Spina scapola

5. Muscolo deltoide

6. Angolo inferiore della scapola

7. Tricipiti muscolo brachiale

8. Latissimus dorsi muscolo

9. Protuberanza occipitale esterna

10. Processo mastoide dell'osso temporale

11. Muscolo semispinalis capitis

12. Muscolo Splenius capitis

13. Splenius cervicis muscolo cervicale

14. Muscolo dentellato posteriore superiore

15. Processo dell'acromion capsulare

16. Muscolo sottospinato

17. Muscolo teres minor

18. Muscolo teres major

19. Muscolo intercostale esterno

20. Erettore spinae muscolo (gruppo)

21. Muscolo addominale esterno obliquo

22. Muscolo dentellato posteriore inferiore

OSSA DEL TORACE (VISTA ANTERIORE E POSTERIORE)

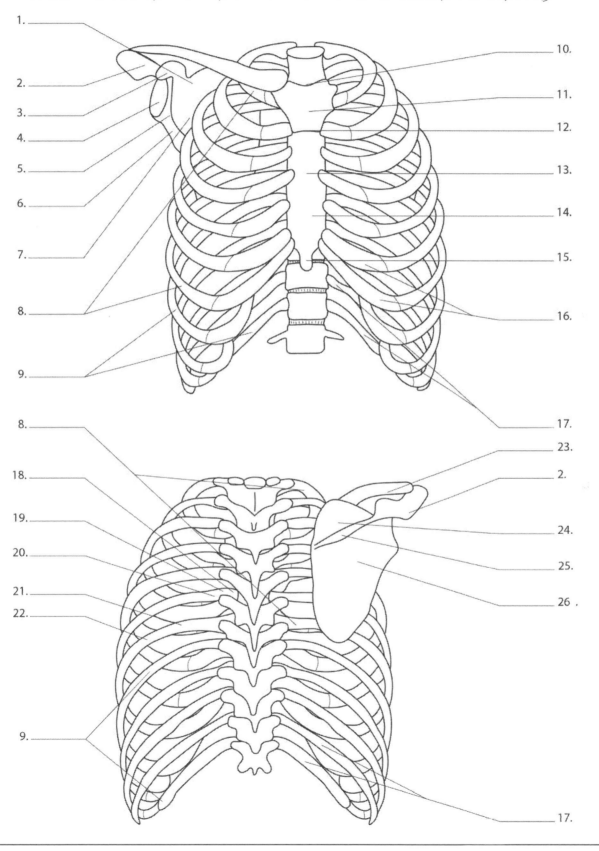

OSSA DEL TORACE (VISTA ANTERIORE E POSTERIORE)

1. Tacca sovrascapolare
2. Acromion della scapola
3. Processo coracoide della scapola
4. Cavità glenoidea della scapola
5. Collo della scapola
6. Scapula
7. Fossa scapolare
8. Le costole reali (1-7)
9. False costole (8-12)
10. Tacca giugulare dello sterno
11. Manubrio sternale
12. Angolo dello sterno
13. Corpo sternale
14. Sterno
15. Processo xifoideo
16. Cartilagine costiera
17. Costole galleggianti (11-12)
18. Testa di costole
19. Collo di costole
20. Tubi a costine
21. Angolo costiero
22. Corpi costieri
23. Clavicola
24. Fossa sopraspinosa sopraspinosa della scapola
25. Spina dorsale della scapola
26. Fossa infraspinosa infraspinosa della scapola

ORGANI DELLA CAVITÀ TORACICA (VISTA FRONTALE)

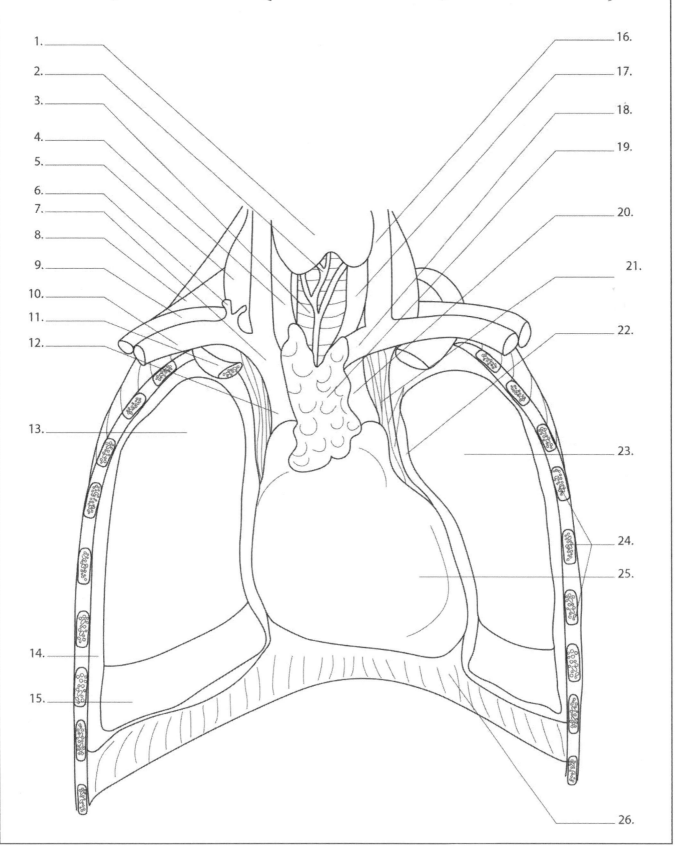

1.

2.

3.

4.

5.

6.

7.

8.

9.

10.

11.

12.

13.

14.

15.

16.

17.

18.

19.

20.

21.

22.

23.

24.

25.

26.

ORGANI DELLA CAVITÀ TORACICA (VISTA FRONTALE)

1. La ghiandola tiroidea
2. Vena tiroidea inferiore
3. Trachea
4. Tronco brachiocefalo
5. Muscolo scaleno anteriore
6. Vena giugulare esterna
7. Vena brachiocefala destra
8. Plesso brachiale
9. Arteria succlavia
10. Vena succlavia
11. 1° costa
12. La vena cava superiore
13. Polmone destro
14. Parte costale della pleura parietale
15. Parte diaframmatica della pleura parietale
16. Vena giugulare interna
17. Arteria carotidea comune sinistra
18. Vena brachiocefala sinistra
19. Timo ghiandola
20. Arco aortico
21. Nervo frenico e arteria pericardiocofrenica e vena
22. Polmone sinistro
23. Coste
24. Cuore
25. Diaframma

POLMONI

POLMONI

1. Lobo superiore del polmone destro
2. Segmento apicale del lobo superiore del polmone destro
3. Segmento anteriore del lobo superiore del polmone destro
4. Segmento posteriore del lobo superiore del polmone destro
5. Lobo centrale del polmone destro
6. Segmento mediale del lobo mediano del polmone destro
7. Segmento laterale del lobo centrale del polmone destro
8. Segmento superiore del lobo inferiore del polmone destro
9. Segmento basale anteriore del lobo inferiore del polmone destro
10. Segmento basale laterale del lobo inferiore del polmone destro
11. Segmento basale posteriore del lobo inferiore del polmone destro
12. Lobo inferiore del polmone destro
13. Segmento anteriore del lobo superiore del polmone sinistro
14. Segmento apicale-posteriore del lobo superiore del polmone sinistro
15. Segmento lingolare superiore del lobo superiore del polmone sinistro
16. Segmento lingolare inferiore del lobo superiore del polmone sinistro
17. Lobo polmonare superiore sinistro
18. Segmento superiore o lobo inferiore del polmone sinistro
19. Segmento basale posteriore o lobo inferiore del polmone sinistro
20. Segmento basale laterale o lobo inferiore del polmone sinistro
21. Segmento basale anteriore o lobo inferiore sinistro del polmone
22. Lobo inferiore del polmone sinistro
23. Segmento basale mediale del lobo inferiore del polmone destro
24. Vena polmonare inferiore destra
25. Vena polmonare superiore destra
26. Hilum
27. Arteria polmonare destra
28. Bronchi polmonari in alto a destra
29. Segmento basale mediale anteriore del lobo inferiore del polmone sinistro
30. Vena polmonare inferiore del polmone sinistro
31. Rami bronchi del polmone sinistro
32. Vena polmonare superiore sinistra
33. Arteria polmonare sinistra
34. Cricca obliqua

CUORE (VISTA DIAFRAMMATICA)

1.

2.

3.

4.

5.

6.

7.

8.

9.

10.

11.

12.

13.

14.

15.

16.

17.

18.

19.

20.

21.

22.

23.

24.

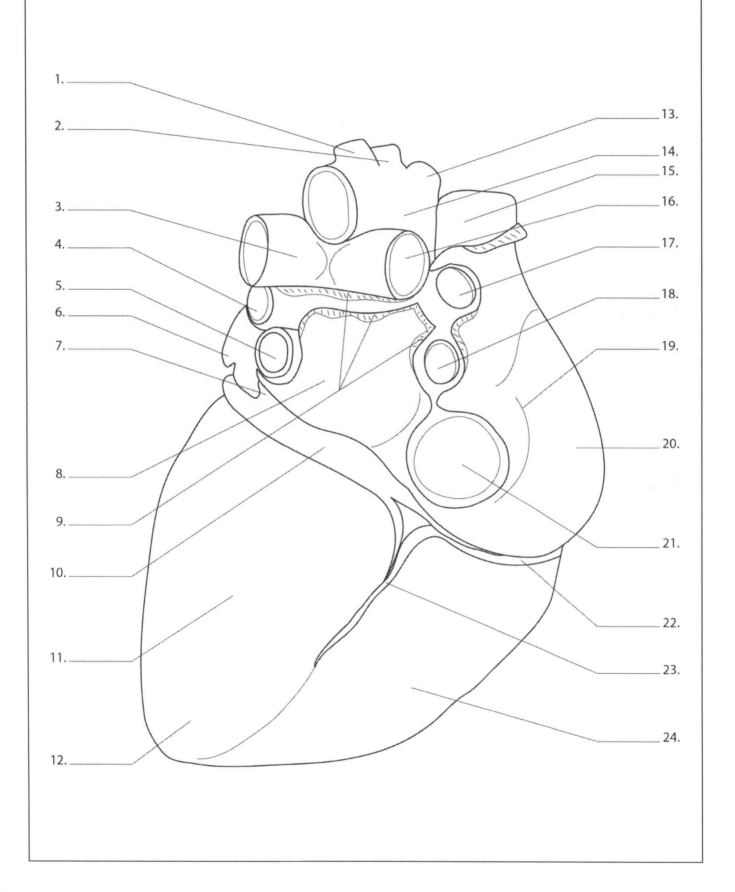

CUORE (VISTA DIAFRAMMATICA)

1. Arteria succlavia sinistra
2. Arteria carotidea comune sinistra
3. Arteria polmonare sinistra
4. Vena polmonare superiore sinistra
5. Vena polmonare inferiore sinistra
6. Orecchio sinistro
7. Atrio sinistro vena obliqua
8. Atrio sinistro
9. Riflessione sul pericardio
10. Seno coronarico
11. Ventricolo sinistro
12. Apex
13. Tronco brachiocefalo
14. Arco aortico
15. La vena cava superiore
16. Arteria polmonare destra
17. Vena polmonare superiore destra
18. Vena polmonare inferiore destra
19. Sulcus terminalis cordis
20. Atrio destro
21. La vena cava inferiore
22. Sulcus coronarico
23. Solco interventricolare posteriore (ramo dell'arteria coronarica e vena cardiaca media)
24. Ventricolo destro

INTERSEZIONE DEL CUORE

1.

2.

3.

4.

5.

6.

7.

8.

9.

10.

11.

12.

13.

14.

15.

16.

17.

18.

19.

20.

21.

22.

23.

24.

25.

26.

27.

28.

29.

30.

31.

15.

32.

19.

33.

INTERSEZIONE DEL CUORE

1. La cuspide posteriore della valvola mitrale
2. La cuspide anteriore della valvola mitrale
3. Vena polmonare superiore destra
4. Seno aortico (Valsalva)
5. Cuneo semi-semilunare della valvola aortica sinistra
6. Aorta ascendente
7. Copertura della valvola aortica posteriore semi-lunare
8. La vena cava superiore
9. Porzione atrioventricolare del setto membranoso
10. Parte interventricolare del setto membranoso
11. Atrio destro
12. La cuspide anteriore della valvola tricuspide
13. La cuspide del setto della valvola tricuspide
14. La cuspide posteriore della valvola tricuspide
15. Ventricolo destro
16. Muscolo papillare anteriore destro
17. Muscolo papillare posteriore destro
18. Parte muscolare del setto intraventricolare
19. Ventricolo sinistro
20. Muscolo papillare posteriore sinistro
21. Vene polmonari sinistre
22. Tronco polmonare
23. Atrio sinistro
24. Aorta ascendente
25. Apertura delle arterie coronariche
26. Orecchio destro
27. Cuneo semi-semilunare della valvola aortica sinistra
28. Cuneo della valvola aortica destra semimillenaria
29. Cresta sopraventricolare
30. Flusso al tronco polmonare
31. Muscolo papillare anteriore destro
32. Banda moderatore del trabecolo septomarginale
33. Muscolo papillare anteriore sinistro

MUSCOLI DELLA PARETE ADDOMINALE ANTERIORE

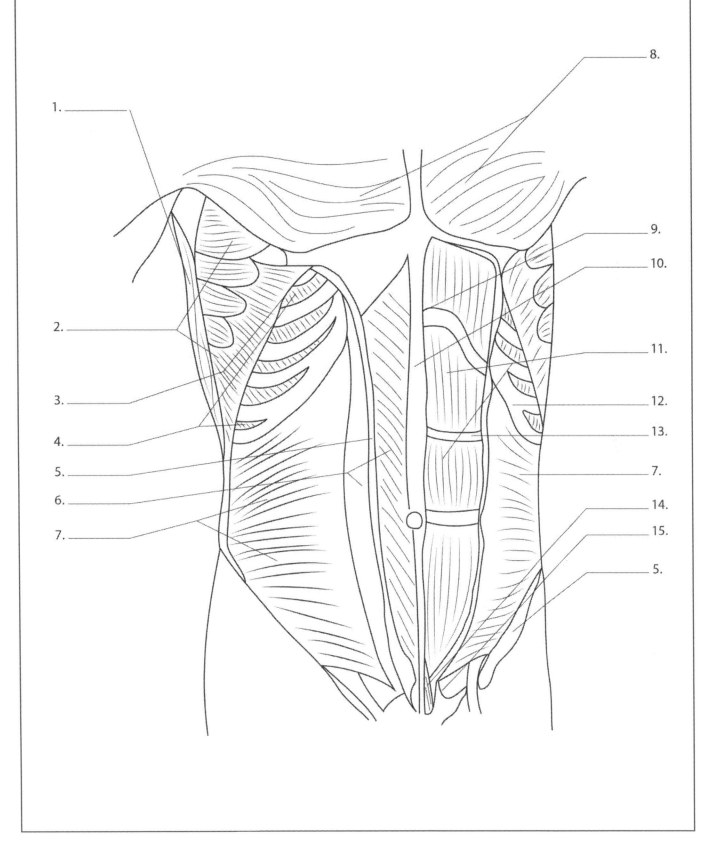

MUSCOLI DELLA PARETE ADDOMINALE ANTERIORE

1. Latissimus dorsi muscolo

2. Muscolo serrato anteriore

3. Muscolo addominale esterno obliquo

4. Muscolo intercostale esterno

5. Aponeurosi esterna obliqua

6. Guaina rettale

7. Muscolo addominale interno obliquo

8. Muscolo pettorale maggiore

9. Strato di guaina rettale anteriore

10. Linea bianca

11. Muscolo addominale destro

12. Coste

13. Incrocio tendinoso

14. Il muscolo piramidale

15. Legamento pettineale

16.

MUSCOLI DELLA SCHIENA

1.

2.

3.

4.

5.

6.

7.

8.

9.

10.

11.

12.

13.

14.

15.

16.

17.

18.

3.

4.

19.

20.

21.

22.

23.

24.

25.

26.

27.

28.

29.

30.

MUSCOLI DELLA SCHIENA

1. Linea nucale superiore del cranio
2. Tubercolosi posteriore dell'atlante (C1)
3. Muscolo longissimus capitis
4. Muscolo semispinalis capitis
5. Splenius capitis e splenius cervicis
6. Muscolo dentellato posteriore superiore
7. Muscolo iliocotale
8. Muscolo Longissimus
9. Spinale muscolare
10. Muscolo dentellato posteriore inferiore
11. Tendenza di origine del muscolo trasversale dell'addome
12. Muscolo interno obliquo
13. Muscolo esterno obliquo
14. Cresta iliaca
15. Retto muscolo-rettale capitis posteriore minore
16. Muscoli obliqui capiti superiori
17. Retto muscolo-rettale capote posteriore maggiore
18. Muscolo obliquo capiti inferiori
19. Muscolo spinale cervicale
20. Midollo spinale
21. Muscolo Longissimus cervicis
22. Muscolo iliocostale cervicale
23. Muscolo iliocostale toracico
24. Muscoli spinali thiracis
25. Muscolo Longissimus thoracis
26. Muscolo intercostale esterno
27. Muscolo iliocostale lumborum
28. Coste
29. Muscolo addominale trasversale
30. Fascia toracolombare

ORGANI ADDOMINALI

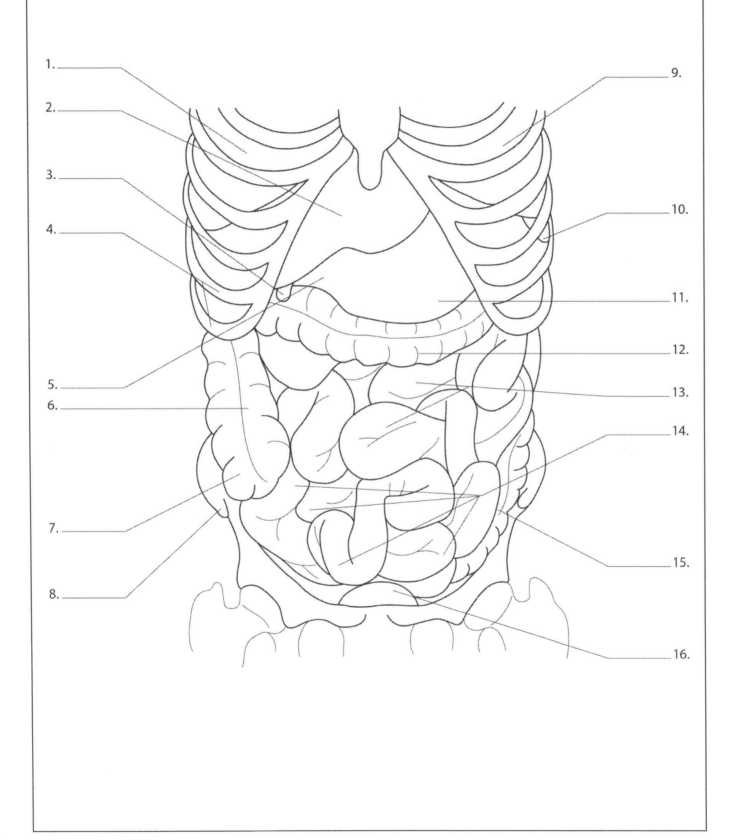

1.
2.
3.
4.
5.
6.
7.
8.

9.
10.
11.
12.
13.
14.
15.
16.

ORGANI ADDOMINALI

1. Polmone destro
2. Fegato
3. Fondo cistifellea
4. Coste
5. Pylorus
6. Colon ascendente
7. Cecum
8. Spina iliaca anterosuperiore
9. Polmone sinistro
10. Vota
11. Corpo dello stomaco
12. Colon trasverso
13. Jejunum
14. Ileum
15. Colon discendente
16. Vescica

ORGANI DELLA CAVITÀ ADDOMINALE RETROPERITONEALE

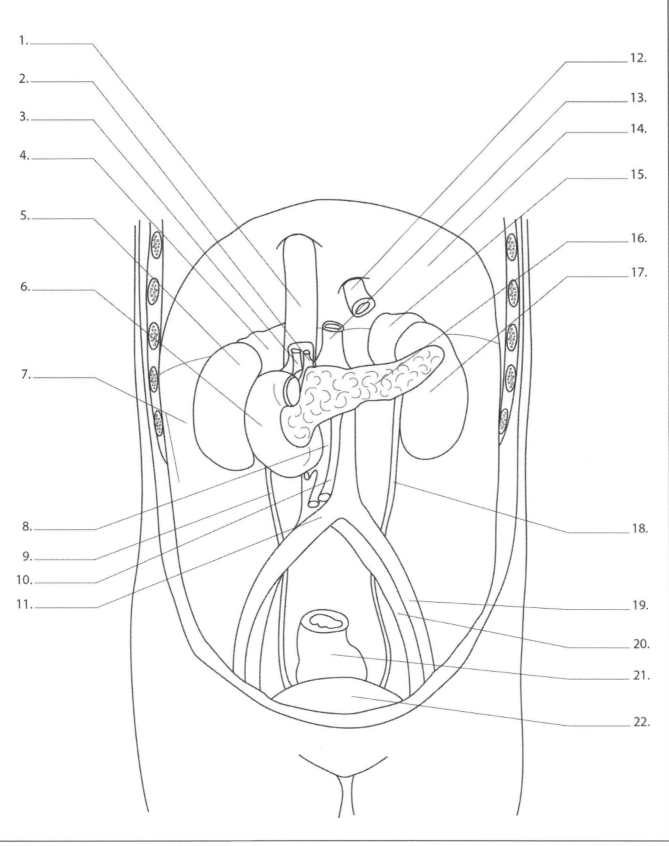

1.
2.
3.
4.
5.
6.
7.
8.
9.
10.
11.

12.
13.
14.
15.
16.
17.
18.
19.
20.
21.
22.

ORGANI DELLA CAVITÀ ADDOMINALE RETROPERITONEALE

1. Vena cava inferiore
2. Arteria epatica vera e propria
3. Condotto biliare comune
4. Ghiandola surrenale destra
5. Rene destro
6. Duodeno
7. Peritoneo parietale
8. Vena mesenterica superiore
9. Uretere destro
10. Arteria mesenterica superiore
11. Arteria iliaca comune
12. Esofago
13. Aorta addominale
14. Diaframma
15. Ghiandola surrenale sinistra
16. Pancreas
17. Rene sinistro
18. Uretere sinistro
19. Arteria iliaca esterna
20. Vena iliaca esterna
21. Rettum
22. Vescica

RENE

1.

2.

3.

4.

5.

6.

7.

8.

9.

10.

11.

12.

13.

14.

RENE

1. Cortex
2. Capsula fibrosa
3. Calici principali
4. Arteria renale
5. Vena renale
6. Bacino renale
7. Ureter
8. Papilla renale
9. Calici minori
10. Midollo allungato (piramidi di reni)
11. Vena arcuata
12. Arteria arteriosa arcuata
13. Arteria interlobolare
14. Vena interlobulare

OSSO PELVICO

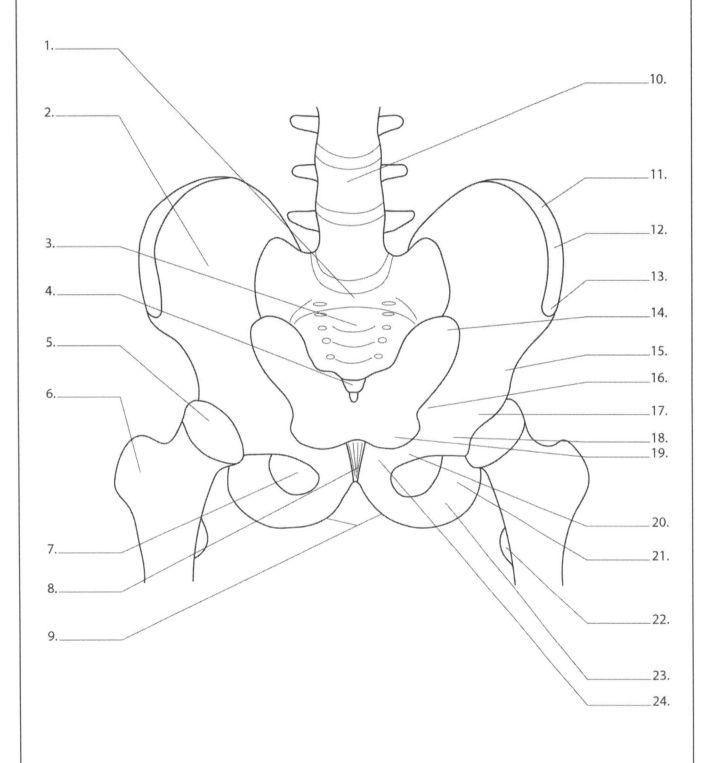

1.

2.

3.

4.

5.

6.

7.

8.

9.

10.

11.

12.

13.

14.

15.

16.

17.

18.

19.

20.

21.

22.

23.

24.

OSSO PELVICO

1. Sacro Promontorio

2. Ala dell'ilio

3. Sacrum

4. Coccyx

5. Cartilagine articolare

6. Maggiore trocantere del femore

7. Foramen obturator

8. La sinfisi pubica

9. Arco pubico

10. Vertebra lombare

11. Cresta iliaca

12. Tubuli della cresta iliaca

13. Spina iliaca anterosuperiore

14. Tacca sciatica più grande

15. Spina iliaca anteriore inferiore

16. Colonna vertebrale ichiatica

17. Eminenza Iliopubica

18. Lignaggio pettinato

19. Tacca sciatica inferiore

20. Rampa pubica superiore

21. Tubercolosi ichiatica

22. Il trocantere minore del femore

23. Ramus pubico inferiore

24. Tubercolosi pubica

MUSCOLI PELVICI FEMMINILI

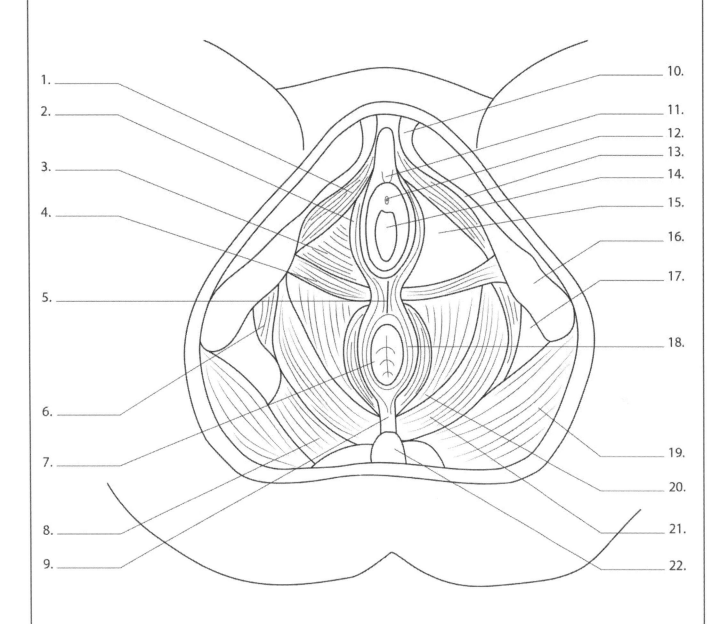

MUSCOLI PELVICI FEMMINILI

1. Muscolo Ichiocavernoso
2. Muscolo bulbospongioso
3. Muscolo perineale trasversale profondo
4. Muscolo perineale trasversale superficiale
5. Tendine centrale del perineo
6. Muscolo otturatore interno
7. Anus
8. Coleotteri muscolosi
9. Legamento anococcigeo
10. Ramus pubico inferiore
11. Clitoride
12. Uretra
13. Ramo Ichiopubico
14. Vagina
15. Membrana perineale
16. Tubercolosi ichiatica
17. Legamento sacro-tubolare
18. Sfintere anale esterno
19. Glutei Maggiore
20. Muscolo pubococcigeo
21. Muscolo iliococcigeo
22. Coccyx

MUSCOLI PELVICI MASCHILI

1. _____
2. _____
3. _____
4. _____
5. _____
6. _____
7. _____
8. _____
9. _____
10. _____
11. _____
12. _____
13. _____
14. _____
15. _____
16. _____

17. _____
18. _____
19. _____
20. _____
21. _____
22. _____
23. _____
24. _____
25. _____
26. _____
27. _____
28. _____

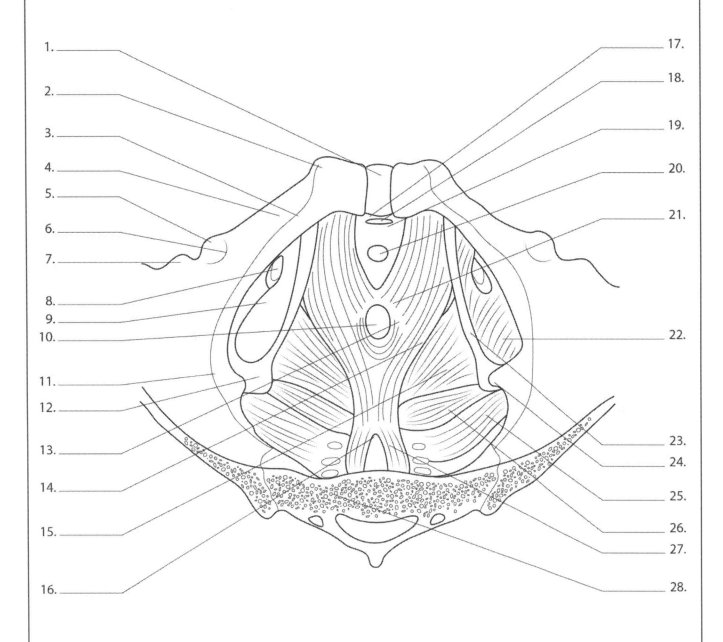

MUSCOLI PELVICI MASCHILI

1. La sinfisi pubica
2. Cresta pubica
3. Pecten pubica
4. Ringhiera pubica superiore
5. Bordo dell'acetabolo
6. Eminenza Iliopubica
7. Spina iliaca anteriore inferiore
8. Canale dell'otturatore
9. Persiana
10. Interruzione Anorettale
11. Linea curva (parte iliaca della linea iliopettineale)
12. Colonna vertebrale ichiatica
13. Muscolo puborettale
14. Muscolo pubococcigeo
15. Muscolo iliococcigeo
16. Coccyx
17. Legamento pubico inferiore
18. Iato per la vena dorsale profonda del pene
19. Legamento perineale trasversale
20. Iato per l'uretra
21. Levatore ani fibre muscolari
22. Muscolo otturatore interno
23. Arco tendineo del muscolo levatore ani
24. Colonna vertebrale ichiatica
25. Il muscolo Piriformis
26. Coccige muscolare
27. Legamento sacrococcigeo anteriore
28. Sacrum

ORGANI PELVICI FEMMINILI

1.
2.
3.
4.
5.
6.
7.
8.
9.
10.
11.
12.
13.
14.
15.
16.
17.

ORGANI PELVICI FEMMINILI

1. La spina dorsale
2. Colonna Sigmoid
3. Uterus
4. Rettum
5. Rectouterino a sacchetto
6. Cervix
7. Volta vaginale
8. ureter
9. Tubo di Falloppio
10. Ovaia
11. Peritoneo
12. Vescica
13. Sinfisi pubica
14. Sacchetto vesico-uterino
15. Uretra
16. Vagina
17. Anus

ORGANI PELVICI MASCHILI

1.

2.

3.

4.

5.

6.

7.

8.

9.

10.

11.

12.

13.

14.

15.

16.

17.

18.

19.

20.

21.

22.

23.

24.

25.

26.

27.

28.

ORGANI PELVICI MASCHILI

1. Peritoneo
2. Prostata
3. Ductus deferens
4. La sinfisi pubica
5. Legamento sospensivo del pene
6. Corpo cavernoso
7. Corpus spongiosum
8. Corona del glande del pene
9. Ghianda del pene
10. Fossa navicolare dell'uretra
11. Apertura uretrale esterna
12. Epididimo
13. Muscolo sfintere uretrale
14. ureter
15. Sacrum
16. Vescica
17. Apertura dell'uretere
18. L'ampolla del vaso deferente
19. Sacchetto rettangolare
20. Vescicola seminale
21. Rettum
22. Muscolo ani levatore
23. Legamento anococcigeo
24. Sfintere anale interno
25. Sfintere anale esterno
26. Anus
27. Canale eiaculatorio
28. Ghiandola e canale bulbouretrale

SCHELETRO (VISTA FRONTALE)

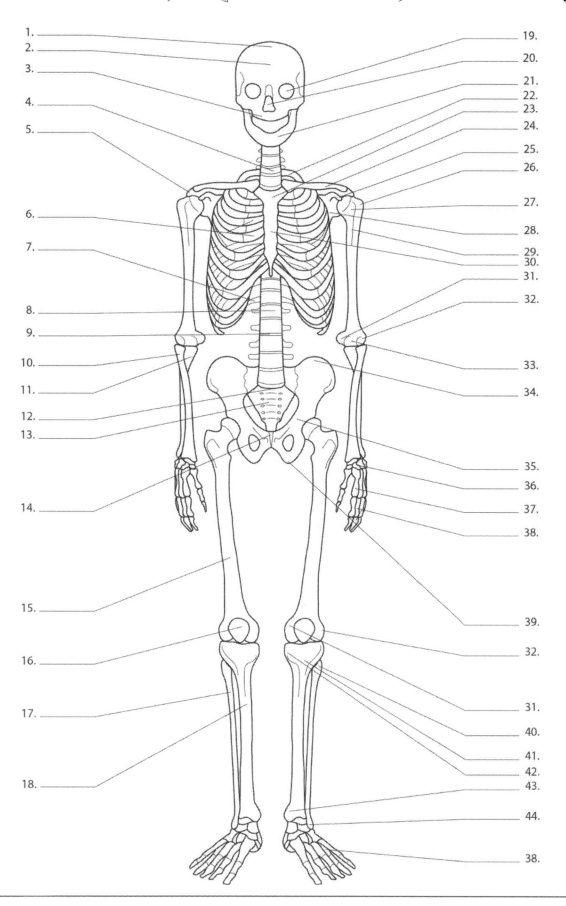

1.
2.
3.
4.
5.
6.
7.
8.
9.
10.
11.
12.
13.
14.
15.
16.
17.
18.

19.
20.
21.
22.
23.
24.
25.
26.
27.
28.
29.
30.
31.
32.
33.
34.
35.
36.
37.
38.
39.
32.
31.
40.
41.
42.
43.
44.
38.

SCHELETRO (VISTA FRONTALE)

1. Cranio
2. Osso frontale
3. Maxilla
4. Vertebra C7
5. Acromion
6. Cartilagine costale
7. 12° costa
8. Vertebra L1
9. Dischi intervertebrali
10. Raggio
11. Ulna
12. Vertebra S1
13. Sacrum
14. La sinfisi pubica
15. Femur
16. Patella
17. Fibula
18. Tibia
19. Cavità orbitale
20. Cavità nasale
21. Mandibola
22. 1° costa
23. Manubrio
24. Clavicola
25. Il processo coracoide
26. Grande Tubercolosi
27. Meno tubercolosi
28. Scapula
29. Omero
30. Sterno
31. Epicondilo mediale
32. Epicondilo laterale
33. Capitulum
34. Ilium
35. Pubis
36. Carpali
37. Metacarpi
38. Falangi
39. Iscium
40. Testa di perone
41. Tuberosità della tibia
42. Condilo mediale della tibia
43. Malleolo mediale
44. Talpa laterale

SCHELETRO (VISTA POSTERIORE)

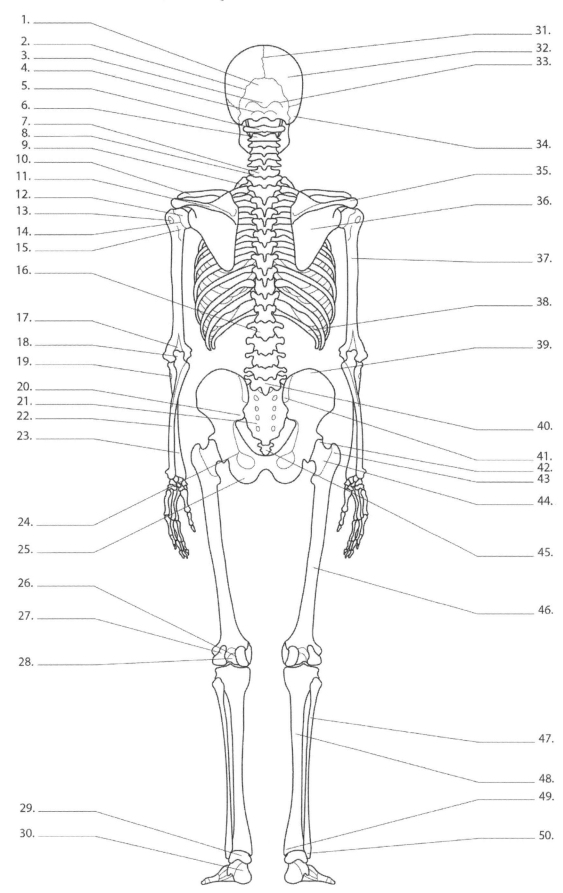

1.
2.
3.
4.
5.
6.
7.
8.
9.
10.
11.
12.
13.
14.
15.
16.
17.
18.
19.
20.
21.
22.
23.
24.
25.
26.
27.
28.
29.
30.

31.
32.
33.
34.
35.
36.
37.
38.
39.
40.
41.
42.
43.
44.
45.
46.
47.
48.
49.
50.

SCHELETRO (VISTA POSTERIORE)

1. Occipitale
2. Sutura lambdoide
3. Protuberanza occipitale esterna
4. Linea nucale inferiore
5. Atlante (C1)
6. Asse (C2)
7. Vertebra C7
8. Vertebra T1
9. 1° costa
10. Clavicola
11. Spina dorsale della scapola
12. Testa di omero
13. Grande Tubercolosi
14. Collo anatomico
15. Collo chirurgico
16. Vertebra L1
17. La fossa Olecranon
18. Olecranon
19. Tuberosità radiale
20. Spina iliaca inferiore posteriore
21. Sacrum
22. Ulna
23. Raggio
24. Colonna vertebrale ichiatica
25. Tubercolosi ichiatica
26. Condilo femorale mediale
27. Condilo femorale laterale
28. Fossa intercondilare
29. Talus
30. Calcaneus
31. Sutura sagittale
32. L'osso parietale
33. Linea nucale superiore
34. Osso temporale
35. Acromion
36. Scapula
37. Omero
38. 12° costa
39. Ilium
40. Vertebra L5
41. Spina dorsale posteriore superiore di Iliac
42. Testa del femore
43. maggiore trocantere
44. Collo del femore
45. Coccyx
46. Femur
47. Fibula
48. Tibia
49. Malleolo mediale
50. Malleolo laterale

Printed by Amazon Italia Logistica S.r.l.
Torrazza Piemonte (TO), Italy

60543707R00065